精神科作業療法士の仕事

「社会に生きる手助け」という役割

関 京子 著

協同医書出版社

目　次

はじめに

　「仕事をすることは自然のもっともすぐれた医師であり、それが人間の幸福の条件でもある」

　これはその著作が1500年もの間にわたり、イスラム世界や西欧諸国の医学を支えてきたと言われるガレノスの言葉です。この言葉を知ったとき、これは作業療法の真髄と思い、私の作業療法士としての支えとなっています。

　私は精神科病院2箇所、県こころの健康センター、福井医療技術専門学校、温泉病院、大学病院、市の保健福祉センター2箇所、通所リハビリテーション施設とさまざまな施設、そして街中での活動支援施設を約10年と、作業療法に携わってきてほぼ半世紀になります。この半世紀の間に一貫して考えてきたことは、どうしたら障害を抱えた人たちが社会生活を営めるようになるかということです。そう思うきっかけは、最初の就職先であった山梨県甲府市の精神科の花園病院（現・HANAZONOホスピタル）で働いていたときでした。当時の患者さんの多くは、若い頃から入院し、幻聴や妄想が消失せず、長い入院生活を送っていました。そして、その患者さんの多くが退院することなく、その生涯を精神病院で終えていました。この病院で働いている中で、症状の重い患者さんがどうしたら退院して社会生活を送れるようになるのかということが治療していく上での課題となりました。

　その後、夫の金沢大学への転勤がきっかけで13年間務めた花園病院を退職し、金沢に移り住むことになりました。ところが、当時はリハビリテーションという言葉もまだ知られておらず、作業療法士として働く場は皆無に等しい状況でした。これが幸いしてか、さまざまな病院や施設で試しにやってもらえないかという依頼がありました。

　週1回という条件の中で県こころの健康センターを皮切りに、前述のさまざまな場所や学校教育にも関わり、これらの経験は人が社会で生きていくためにはどのような条件が必要なのかを考えるヒントになりました。

　そして、「作業療法とは何か？」と改めて初心に戻って考えたとき、作業療法はリハビリテーションの一分野であり、リハビリテーションの目的は、社会復帰だと思いました。社会復帰とは、社会生活を営めるようにすることです。では、社会生活を営めるとはどういうことなのでしょうか？障害を持ち

ながら一人の社会人として生きていくためには、どんな能力が必要なので
しょうか？

　障害とは、一人の人間が一生持ち続けていくものです。切断された手や足
が新たに戻ってくるわけではありません。麻痺した四肢が健常時と同じ状態
に戻ることは極めて少ないです。これは、精神疾患も同じです。幻聴が消え
るまで、妄想がなくなるまでとしたら、退院など何時になるか分かりませ
ん。とすると、どこまで治療訓練をすればよいのか、その目途、見極めはど
うすればよいのか。これを突き詰めて考えたのが、「**社会で生きていくため
にはどのような能力が必要か**」ということです。それが第5章で扱っている
社会生活能力指標になります。この指標を満たすように作業を組み立てて行
うことが作業療法の治療、訓練であると考えています。

　その社会生活能力指標を作業療法場面で見られる患者さんの障害と照らし
合わせ、社会生活能力がどの程度、身についているかを評価するための評価
表を考えました。この社会生活能力指標と評価表を基に作業の組み立て方と
指導方法について一連の方法を考え、今日に至るまで実施してきました。

　初め、私は統合失調症を対象にこの本の執筆を考えていました。しかし、
さまざまな病院や施設で働いているうちに、自分が実施してきた方法が精神
疾患のあらゆる障害や疾患にかかわらず、すべてに適用できるのではないか
と考えるようになりました。精神障害、身体障害や認知症など、それがたと
えどのような障害があっても、社会で生きるための社会的生活能力という基
本的な考え方は同じであると考えています。この本を読んで下さった方達が
その基本的な考え方を基に応用、発展、創造してくだされればよいと考えてい
ます。そして、現在でもこれらの考えを基に、富山大学での精神科作業療法
を続けています。また街中でモノ作りカウンセリングと標榜して、平成24
年7月からT&N活動支援研究所（通称T&Nリサーシャ）いう名で個人的な支
援施設を運営しています。

　作業療法が治療であるためには、基本の方法が一定で、一定の効果を上げ
ることが必要です。私だけができたのでは意味がありません。この本を読ん
で下さった皆様が実践してくださって同じ効果があることが必要だと思って
います。これらの作業療法の知識と技術を作業療法に関わり始めた皆さま
に、作業療法の苦労とその先にある面白さ、楽しさを一緒に伝えたいと長年
思っていました。そして、10年前に協同医書出版社の中村三夫氏と出会う
機会があり、その夢が叶うことになりました。ところが、いざとなるとどう
お伝えしようか考えるだけで手が止まってしまい、今日まで来てしまいまし

た。

　この10年の間、私の次男である関規寛（せきのりひと）とともに作業の効果判定を目で見て、数値的にも分かるようにすることにも取り組んできました。それについては臨床経験を通して少し説明したいと思いますが、いずれにしても、作業の効果判定を数値的に分かるようにすることは今後の課題と考えています。

　第6章の図1の治療の流れに書いた「生活範囲の拡大」についても、今では私が作業療法士になりたての頃と比べると福祉施設や就労支援施設なども充実し、さまざまな職種の人が生きづらさを抱える障害者の支援に関わるようになってきました。私が作業療法士としてリハビリテーションに関わり始めた頃は、身体障害の人たちも自宅に引きこもっていました。それが50年近くを経た今では、2021年のパラリンピックを見ても障害を持つ人たちの生活環境も変わり、障害を持っている人とは思えないほどの活躍をする人たちが増え、随分と時代が変わったなと思います。

　かつて埼玉県で行われた日本精神病院協会が主催した精神病院学術研修会の作業療法部門に参加された医師より、「作業療法なのに作業をあまり使っておらず、生活技能訓練あり、レクリエーション療法あり、喫茶療法ありでやっていることがまちまちで、専門性がない。このままでは、作業療法はだめになる。今以上に保険点数を上げるわけにはいかない」と言われたことがあります。この話は10年以上も前の話ですが、今でもこのことは変わっていないように思います。

　さらに近年では、作業療法士になったものの介護士とどこが違うのかとまで言われるようになり、失望して辞めていく若い作業療法士の人が多いとも聞いています。この本で、「作業療法士って何？」と思われている人たちに、作業療法の面白さをお伝えできればと思います。

　原稿を書き進めていく中で、似たようなことが繰り返し述べられているような気もしていましたが、物事を覚え、理解するためにはこうした繰り返しも必要であろうとあえて書きました。作業療法については一貫した姿勢を保ち続けてはいますが、それでも私の知識も古くなり、うろ覚えのところも増えてきました。そこのところはご容赦願います。

第1章 作業療法って何だろう？

　福井医療技術専門学校（現・福井医療大学）で非常勤講師を引き受けることになったとき、何をどう教えたら良いのかと考えました。そのときは、13年間勤めた花園病院を辞めて、金沢に移り住み、当時はまだ再就職先がまったくないときでした。また、新たな出直しと思っていたときでもありました。迷ったときは基本に戻れと言います。そこで、その基本について知るため、学生時代の教科書『WILLARD and SPACKMAN編集　作業療法』（協同医書出版社、1965）を改めて紐解いてみることにしました。私が学生時代の作業療法の定義は以下の通りです。

作業療法とは、資格のある作業療法士によって行われるリハビリテーションの一過程であって、その場合、作業療法士は、医師の指示の許に自立に必要な作業、手芸的な作業および創造的、レクリエーション的、社会的、教育的、前職業的、産業的ないろいろの作業を取り入れ利用していくことによって患者さんから望ましい身体機能および精神反応を引き出していくのである。

　さらに、1965年6月29日に制定されて、現存する法律第137号「理学療法士及び作業療法士法」があります。それには、下記のように記載されています。

総則

（この法律の目的）

第一条　この法律は、理学療法士及び作業療法士の資格を定めるとともに、その業務が、適正に運用されるように起立し、もって医療の普及及び向上に寄与することを目的とする。

（定義）

第二条　この法律で「理学療法」とは、身体に障害のある者に対し、主としてその基本的動作能力の回復を図るため、治療体操その他の運動を行わせ、及び電気刺激、マッサージ、温熱その他の物理的手段を加えることをいう。

2　この法律で「作業療法」とは、身体または精神に障害のある者に対し、主としてその応用的動作能力又は社会的適応能力の回復を図るため、手芸、工作その他の作業を行わせることをいう。

3　この法律で「理学療法」とは、厚生労働大臣の免許を受けて、理学療法士の名称を用いて、医師の指示の下に、理学療法を行うことを業とするものをいう。

4　この法律の「作業療法士」とは、厚生労働大臣の免許を受けて、作業療法士の名称を用いて、医師の指示の下に、作業療法を行うことを業とする者をいう。

　　このように法律としての作業療法と作業療法士についての定義があります。しかし、日本作業療法士協会の定義では以下のようになっています。これは1985年に定義されていたものが2018年6月26日に改定されたものです。

作業療法は、人々の健康と幸福を促進するために、医療、保健、福祉、教育、職業などの領域で行われる、作業に焦点を当てた治療、指導、援助である。作業とは、対象となる人々にとって目的や価値を持つ生活行為を指す。

とあり、これにはさらに下記の注釈がついています。

（注釈）

・作業療法は「人は作業を通して健康や幸福になる」という基本理念と学術的根拠に基づいて行われる。

・作業療法の対象となる人々とは、身体、精神、発達、高齢期の障害や、環境への不適応により、日々の作業に困難が生じている、またはそれが予測

される人や集団を指す。
・作業には、日常生活活動、家事、仕事、趣味、遊び、対人交流、休養など、人が営む生活行為と、それを行うのに必要な心身の活動が含まれる。
・作業には、人々ができるようになりたいこと、できる必要があること、できることが期待されていることなど、個別的な目的や価値が含まれる。
・作業に焦点を当てた実践には、心身機能の回復、維持、あるいは低下を予防する手段としての作業の利用と、その作業自体を練習し、できるようにしていくという目的としての作業の利用、およびこれらを達成するための環境への働きかけが含まれる。

　参考までに改定前の定義は、次のようなものでした。

作業療法とは、身体または精神に障害のある者、またはそれが予測される者に対し、その主体的な生活の獲得を図るため、諸機能の回復、維持及び開発を促す活動を用いて、治療、指導及び援助を行うことをいう。

　日本作業療法士協会の改定前、改定後のいずれの定義にも、はじめに記した『WILLARD and SPACKMAN編集　作業療法』にある「資格のある作業療法士によって行われるリハビリテーションの一過程であって、その場合作業療法士は、医師の指示の許に」という文言が省かれています。この定義は理学療法士及び作業療法士法の条文に沿っていますが、日本作業療法士協会の作業療法には誰が行うのか、どういう条件の下で行われるのかが明記されていません。現状では作業療法士がさまざまな分野で働いており、その捉え方も多様化し、実情と離れてしまっていることを念頭に置いての改定なのでしょう。医学的なリハビリテーションの枠から外れ、上記に示した注釈のためにかえって作業療法の分野が複雑多岐にわたり、曖昧模糊となって、なんでもありの感が否めないように思えます。若い人たちが作業療法士と名乗れないでいると聞きましたが、一般の人にも理解できるのかということも考えてみたいと思います。
　現状を見れば、理学療法は一般的には運動機能回復訓練として理解され、分かりやすい存在になっています。それに対し、作業療法は作業の定義を改定で「作業とは、対象となる人々にとって目的や価値を持つ生活行為を指す」とあります。作業の意味に幅広い解釈が付き、理学療法？…介護福祉？…それとも何？…と思われかねないのが実情のように思います。作業療法士がさ

まざまな場所で働いており、いったい作業療法とはなんだ、というような状況になっているように思います。いつの頃からか、作業を使えない作業療法士が多くなっていると聞くようになり、作業療法士は専門性を失い、いらないのではとまで言われているようです。作業、モノ作りを治療的に使うことができないということは、いわば歌を忘れたカナリヤ状態と言えます。物事は時代と共に変遷するとはいえ、基本の概念から離れすぎると次第に訳が分からないものになっていくのではないかと思います。

　先ほどの『WILLARD and SPACKMAN編集　作業療法』に戻りますが、その中の「身体機能回復のための作業療法－治療に用いられる作業」にはこう書かれています。「作業のために用いられる動作は、目的とする運動練習にかなったものであると同様に建設的でなければならない。作業療法の代わりに非建設的な運動練習をしても価値がない。理学療法で用いる静止自転車よりもより良い大なる可動が得られるからといって、患者さんをモノを切らない自転車式のこぎりにのせたり、木片をサンドペーパーでこすって、それを木の籠の中に投げ入れるというような練習をさせているセラピストは作業療法を行っているのでない。もっと特異的な運動は理学療法によって与えられる。作業療法の価値は正常の動作で得られる動きや力や協調性を患者さんに移し得る建設的な作業によって運動練習を得るところにある。患者さんは自分の仕事に興味を持ってくると、悪い部分をもっと自然に、疲労を少なく使うようになる。作業療法の心理的価値は患者さんが基本的な必要性に満足するように、障害部が生産的、創造的仕事をするように利用させることにある。彼の仕事の必要性に合わせて段階づければ、彼は仕事の耐久性のみならず、職場への独立心も得る」とあります。

　この一文を読んで、私はまさにこれが作業療法の真髄であると確信しました。この考え方は「作業療法とは」の定義にもあるように身体機能の回復にも精神機能の回復にも通じ、これを基に作業を段階付け、組み立てていけばよいと考えました。そうすることによって、段階的に回復及び障害の克服を図り、リハビリテーションになり得ると思いました。

　次にご紹介するのは、実際にこの方法で作業療法を受けた患者さんが、富山県で年1度に開催される精神障害者福祉展の作品発表に寄せて書いてもらった感想で原文です。そのときは未完成の作品も展示しました。

Aさん：20代女性（統合失調症）

　私は北欧織でポシェットを作りました。最初、木わくにタコ糸をはめてい

く（かけていく）作業があるのですが、末だに先生にききながらやっていかないと、不安な位です。苦労した点はまずその点と、たてじまの所と最後のみつあみの部分です。同じ柄のものを2枚作って、毛糸で編んでいくのですが、微妙に違っていたり、形が長方形でなくて台形になってしまったりして、完成したときは、うれしかったけどみばえがよくないなあと自分で思いました。それでも関先生に何度もききながらですが。最初はそういう形になりやすいとおっしゃられていました。毎週のつみかさねでやっと1つの作品ができたので、このことは、他のいろんなことにもあてはまるなあと思いました。

Bさん：30代男性（統合失調症）

　僕は、頭の手術のため手足の自由がきかなくなってしまったが、この作品を作ることによって友達が増えたし、作品を作るむずかしいことが少しずつでもできてくる楽しさがおもしろかったです。

Cさん：20代女性（統合失調症）

　この作品（革細工作品）は何作目になるか分かりませんが、かなりたくさん作りました。回を重ねるごとに綺麗に作ってやろう、丁寧な作品にしてやろうという欲がでてきて作品に対する目が肥えてきたように思います。これは、私の大きな進歩です。最初は先生に言われた作業だけを頼りにしていましたが、それ以上の作品はできませんでした。自分独りでやってみる、こうすればいいんじゃないかと、自分で考えてやってみること、これは私生活でも大いに役に立っているんじゃないかと思います。今後は、人にも教えることができるようになって、もっと高度な作品にもチャレンジしてみたいです。自信もついてきましたから。

Dさん：20代女性（統合失調症）

　OTに参加するようになって、手先を使うことが多くなり、集中してモノを作っていくことを思い出しています。作品作りも楽しいのですが、作業中に休んで他の方とのおしゃべりもまた楽しく週1回の楽しみになっています。私は、この作品は前から作る時間がだいぶ長くかかってしまいまだ少し作り残しの部分があるけどこの作品にかかわらず作業をとおして友達が増えたり、何かできたという喜びもあったりして楽しみにしています。そしてこれからも楽しく元気に少しずつでもペースが早くできたらいいなあ…と思っています。

　「段階付けをした作業を順次行うことで、患者さんは次第に自発的に作業

を行い、能力の回復を図ることができる」。そう考えた私の意図と願いを彼らはそのままに表してくれているように思い、やはりこの方法で良いのだと思えるようになりました。

　私が作業療法を面白いと思い、作業療法の意義を見出したのは学生時代の実習時の二人の体験でした。一人は、両側に松葉杖を使わないと歩けない脳性小児麻痺の小学生の男児が、運動会で駆けっこに出ていたとき、途中から松葉杖を放り出して走っているのを見て「すごい！」と、とても驚きました。終わった後はもちろん松葉杖なしでは歩けませんでしたが、このことから、人は無我夢中になると思わぬ力が出るのだということを知りました。

　もう一人は、温泉病院の実習で担当した発症してから3年経っていた片麻痺の女性の患者さんでした。患手をほとんど使っていませんでした。織物で患手を補助手として使うことから始めたところ、いつの間にか細かい動作ができるようになってきました。

　精神科病院に就職してからも、不随意運動のために自分で思うようにできない脳性麻痺の女性の患者さんは「何もできないなら死んだ方がまし」と自殺企図を繰り返していました。私は「何かやりたいことがある？」と聞いてみたところ、「編み物がしたい」という返答がありました。編み物は不随意運動で難しいため、できそうなネット手芸に導入したところ、作業ができるようになり、退院していきました。

　写真1のクマのぬいぐるみは、通所リハビリテーション施設に通っていた90代の女性の作品です。この女性は、歩行困難で車椅子生活でした。そして、作業では「かぎ針編みを覚えたい」と希望しました。編み物の経験はしたことがないとのことでしたので、最初の足がかりに**写真2**の本を参考にしてアクリルたわし作りをしました。アクリルたわしを簡単な作品から複雑な

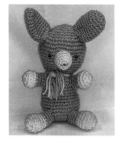

写真1●クマのぬいぐるみ

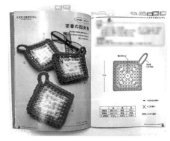

写真2●「アクリルたわし」の教本

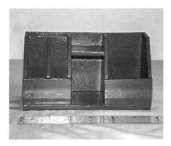

写真3●デスクオーガナイザー

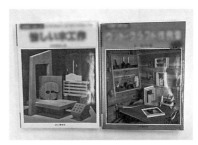

写真4●木工の教本

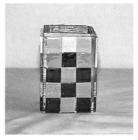

写真5●ペン立て

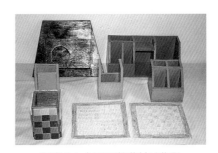

写真6●木工の段階付け作品

作品へと段階的に進めていき、かぎ針の記号も覚えてもらうようにしました。約1年後には「本を見ながら、自宅で作った」と言って、**写真1**のクマのぬいぐるみを私にプレゼントしてくれました。

　上の**写真3**のデスクオーガナイザーは、温泉病院に入院していた70代後半の男性で、パーキンソン症候群、虚血性心疾患などのある軽い脳梗塞のある左半身麻痺の患者さんの作品です。理学療法、作業療法の時間以外は終日ほとんど寝ている患者さんでした。作業療法では機能訓練やボタンかけと**写真5**のタイルモザイクのペン立てを作っていました。車椅子での介助による移動をしていたため、身体機能回復を図るために木工作業に誘導しました。まず、タイルモザイクをしていたので、**写真6**の木枠にタイルモザイクをはめた鍋敷きを作ることと、その木枠を作ることから木工への誘導を図りました。

　次に、ペン立て、ペン立ての変形状差し、さらに4つ仕切りのある小物入れ、これらの形を生かした**写真3**のデスクオーガナイザーというように、患者さんの回復に合わせた作品作りを計画しました。開始当初はボタンかけで苦労していましたが、2.5センチのくぎを左手でつまんで金づちで打つこと

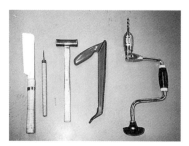

写真7●道具

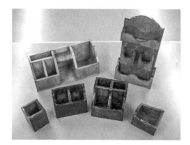

写真8●木工の段階付け作品

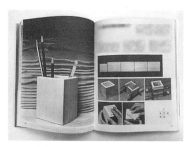

写真9●教本のペン立て

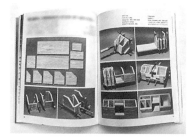

写真10●教本のデスクオーガナイザー

　もできるようになりました。打ちやすいように先にくぎ穴をキリで開けておく必要もありましたが、それも患者さんはできるようになりました。道具も**写真7**のようにのこぎりから始め、キリ、金づち、サーフォーム、くりこぎりと増やし、形も直線から曲線ができるように工夫しました。始めのうちはのこぎりで直線に切るだけで、1時間で1～2センチしか切れませんでしたが、デスクオーガナイザーを作る頃には10センチ切るのに10分かからずにできるようになりました。車椅子から立って作業することを続けるうちに杖歩行が可能となりました。始めのうちは無表情だったのが次第に笑顔になり、肌の艶も良くなり、会話や行動範囲が広がるようになりました。私の担当は週1日でしたが、他の日は若い作業療法士に代行してもらいました。

　これらの作品を作るにあたって**写真4**にあるような市販本をもとにして作品の段階付けを図りました。これを契機に、次の職場の松原病院でも**写真8**にあるように同じ段階付けの木工作業を取り入れました。

　このようにできないことができるようになったときの患者さんの笑顔が、私を今日まで作業療法士として働き続けるための原動力になっています。そして、これらのことは、先の『WILLARD and SPACKMAN編集　作業療

法』の中の一文に「彼の仕事の必要性に合わせて段階づければ、彼は仕事の耐久性のみならず、職場への独立心も得る」とあるように、大事なことは障害があるからできないのではなく、障害を受容し、残存機能を活かし、「何かをしたい」という意欲を高めることだと思います。そのためにさまざまな作業を分析し、患者さんが望む作業と目標を段階付けて行えるようにすることが、自信を取り戻し、生活への工夫を自発的に行うようになることを示していると思います。そうなることが作業療法の目指すところだと思います。

　作業療法の段階付け作業については、「第6章　作業療法の流れ」とともに、「第9章　作業の組み立て方」でも詳しく述べていきます。

第2章

病気・障害とは何か?

　作業療法が治療であるとすると、その対象である病気・障害をどのように捉えるのかということが大事かと思います。

　以前に仕事先の保健師さんから「先生、私、おかしくないですか」と聞かれました。「そもそも病気の人はそのように聞くことがないですよ。たいてい、皆どこかおかしいです。ただ、おかしいかどうかを分かっているかどうかの違いです」と答えました。また、患者さんのお母さんから「息子の病気を苦にして悩んでいたら眠れなくなりました。何か自分がおかしいと思って、息子の主治医に相談したら眠剤と安定剤を処方してもらいました」と言われました。このように家族の方たちも一緒に病みかけてしまうことがあり、医者に眠剤や安定剤を処方してもらうことがあります。自らおかしいと気付き、早めの手立てを打つことができれば大事には至らないのですが、患者さんの場合は「気がついたら、病院のベッドの上だった」と言われることが多いです。しかも、なんで自分が入院しているのかも分からないということが多いです。いったいどこからが病気でどこからがそうでないかと、その区別をつけるのが難しいです。これも私の課題の一つでした。

　福井医療技術専門学校（現・福井医療大学）で、精神科作業療法の講義を担当する機会がありました。そこで、リハビリテーションとは何かを改めて見直し、病気とは何か、障害とは何かを考えてみるためにWHOや先人たちが

どう定義しているかを調べてみました。

　健康の定義に関しては、WHOでは「健康とは、身体的、精神的、社会的に上手くいっていることで、単に病気や虚弱でないということではない」と定義されています。この「単に病気や虚弱でないということではない」という文章は、その言い回しが分かりにくいように思います。健康とは、病気でない、虚弱でないというだけでなく、身体的、精神的、社会的にうまくいっていなければ健康ではないと言っているのかと思います。社会生活を送っている人たちの中には、何らかの病気をもち、薬を飲みながら仕事をし、何らかの役割を果たしている人が多いです。では、このような人たちは健康と言えるのか、あるいは病気と言えるのかという疑問があります。

　あるとき、宮本忍の『医学とは何か〜新しい医学論の提唱』（宮本忍、南江堂、1977）という本を読んだ際、「病気とは労働能力の低下あるいは消失した状態、健康とは精神的ならびに肉体的に労働能力が維持されている状態」とありました。この説明を踏まえると、極端な言い方になりますが、働くことができれば健康であり、働けない人が病気と言えなくもありません。ここでの働くという意味は、お金を得ることだけを指しているのではありません。宮本忍の説明は、私が健康と病気についての理解をする上で、まさに私の求めていたものでした。

　また、障害の定義と分類の定義についてはいくつかあります。障害という日本語は一つですが、WHOの国際障害分類の原語（International Classification of Impairments,Disabilities and Handicaps：ICIDH, 1980）では、Impairments、Disabilities、Handicapsの3つとなっています。これを厚生省（現在は厚労省）の障害分類委員会では、Impairmentを「機能障害」（形態異常を含む）、Disabilityを「能力低下」、Handicapを「社会的不利」と訳すことに決めたそうです（臺弘：慢性分裂病と障害概念．臨床精神医学14（5）：737-742，1985参照）。さらに、これらの障害分類には、WHOでの障害分類、蜂谷の障害分類、臺の障害分類というのがあります。いくつもの障害の定義をここに掲げたのは、これらが後になって私が作業療法を進める上での必要な知識となったからです。特に参考になったのは臺の生活障害です。WHOでの障害分類、蜂谷の障害分類、臺の障害分類をそれぞれ表にまとめ、以下に紹介します。

［WHOの障害分類（砂原、上田）（訳語による分類）］
　この分類の詳細については砂原茂一の著書『リハビリテーション』（岩波新

書）を読んでください。

Impairment：障害そのもの。手が動かない、足が切断されたなどの解剖学的、生理学的障害、心身の機能の障害そのもの。

Disability：障害のための能力低下。実りある日常生活を送るための機能的能力（functional ability）の低下。主婦として働けないなどの通常の役割活動が不可能な状態。

Handicap：能力低下によっておこる社会的活動の不利—自立、通学、雇用などが阻まれること。

[蜂谷の障害分類]

Impairment：保健活動に関連して用いられる場合、impairmentとは心理的、生理的または解剖的な構造または機能の何らかの異常である。

Disability：保健活動に関連して用いられる場合、disabilityとはある活動を、人間にとって正常と考えられるやり方または範囲において行う能力（ability）のimpairmentの結果起こった何らかの制限または欠如である。

Handicap：保健活動に関連して用いられる場合、handicapとはimpairmentあるいはdisabilityの結果として個人に生じた不利益（disadvantage）であって、その個人にとって（年齢、性、社会、文化的諸因子からみて）正常な役割をはたすことを制限あるいは妨げるものである。

[臺の障害分類（問題レベルの差による分類）]

Impairment：疾患そのものによる機能障害、それに基づく生活能力の低下。

Disability：失敗や経験不足などによる影響の加わった生活障害。

Handicap：生活障害に伴って起こった社会障害。

注記：生活障害という言葉をはじめに用いたのは三浦康文で、「生活のしづらさ」「暮らし下手」などと同じような意味で用いた（臺弘『分裂病の生活臨床　続』所収「慢性分裂病と障害概念」、「新樹会」創造出版、1987）

　さらに臺は、統合失調症の生活障害を生活能力の乏しさに経験の二次的影響の加わったものとし、その現象として、上記の「慢性分裂病と障害概念」では下記の5つの要素を取りあげました。

　①日常生活の仕方のまずさによる。身体障害者でADL（activity of daily living）が重要な目安として測られるのに対して分裂病者ではもう一段高次の手段—道具的な尺度が考えられている。臺の造語によれば、WDL（way of dairy living）が問題である。食事の仕方、金銭の扱い、服装の整え方、服薬の管理、社会資源の利用の仕方などの欠陥のある人がある。

②対人関係では、人付き合い、挨拶、他人に対する配慮、気配りに問題があり、しばしば尊大と卑下がからんだ孤立がある。

③仕事場では、生真面目さと要領の悪さが共存し、のみ込みが悪く、習得が遅く、手順への無関心、能率、技術の低さが協力を必要とする仕事に困難をもたらす。

④生活経過の上では、安定性にかけ、持続性に乏しいこと。これは、再発準備性、易傷性との関連性で分裂病に重要で点である。

⑤すべてにわたって、現実離れした空想にふけることが多く、生き甲斐の喪失、動機付けの乏しさが大きな問題となる。共感性の乏しさからくる社会的存在の希薄さという特色は昔から分裂病心性の最も深い謎であった。

さらに臺は、日本の精神科医は生活面の障害として精神病理的異常に求めるのが伝統的な態度であったとし、古くからの基本症状への追及から生まれた概念をたどり、以下の3つの概念をあげています。

• 能動意識の減退やエネルギーポテンシャルの低下のような意欲面の変化
• 共感性の障害や自閉性のような情動面の変化
• 連合障害、認知障害などの知性面の変化

これらは現象的には分裂病（統合失調症）の行動障害として現れるとしています。この上記3つの概念は、私にとって統合失調症や精神疾患を理解する上で、とても分かりやすく、そしてこれらは病気や障害を抱えた人たちの状態を分かりやすく説明するときの参考になります。

これまでに掲げたように、障害にはさまざまな分類や定義があります。しかし、簡単に言えば、「障害とは、毎日の生活や社会活動が制約されている状態」と言えるのではないかと私は思います。

障害の概念として、砂原茂一はその著書『リハビリテーション』の中で一次障害と二次障害について、次のように言及しています。一次障害は、障害の原因となった外傷や病気そのものに由来する直接の障害で、例としては、脳卒中による片麻痺や統合失調症による認知障害などがあげられます。二次障害は、一次障害から二次的に導かれた障害で、例えば、脳卒中による片麻痺の場合、早期リハビリテーション的配慮が行われていないと、床ずれ、尿路感染、関節拘縮、便秘、尿失禁などが起こります。精神科の二次障害については書かれていませんが、陰性症状により機能低下や社会生活能力が著し

く損なわれていきます。

　これらの上記の病気や障害の定義を踏まえた上で、私は病気や障害を総じて言えば、社会生活をするのに何らかの働きができないということが問題だと思います。そして、その社会生活を阻む要因とは何かと考えたときに、私は精神科の患者さんと作業療法場面で初めて接するときに大まかに次の3つのタイプに分けることにしています。

① 作業療法場面で見られる障害

　精神科の患者さんの社会生活（リハビリテーションを）を阻む障害は、大まかに言うと、機能障害（能力障害）と対人障害の2つと考えます。作業療法場面での患者さんの様子から、さらに3つのタイプに分けられると考えています。
　A）機能障害が著しいタイプ
　B）対人障害が著しいタイプ
　C）機能障害と対人障害を伴うタイプ

A）機能障害が著しいタイプ
　Aの機能障害が著しいタイプは、平たく言えば、作業ができないということです。自分で考えて行動することや作業工程を覚えること、言葉を理解することが悪く、作業の説明が理解できないことが多いです。そして、注意・集中力にも欠け、疲労しやすく、短時間しか作業ができません。さらに、運動機能に問題があり、両手および目と手の協調動作や、力の強弱のコントロールやリズミカルな動きも上手くできません。このような問題について、これまでの症例を基に実際に行った作業の過程から説明していきたいと思います。

　これまでに見てきた多くの患者さんには、革細工を勧めてきました。その理由として、基本的には革細工の模様は刻印を木槌で打つだけという簡単な動作で、短時間で作れるところから始められるからです。また、失敗も修正しやすいということから作業に導入しやすいこと、評価がしやすいことがあげられます。患者さんの中には1度の失敗で作業を嫌がるようになる場合があります。失敗の修正しやすさは、患者さんの成功体験を重ねる上で重要な要因になります。

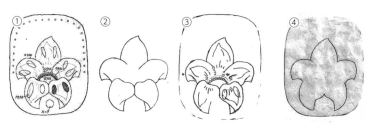

図1●革細工の作品（小銭入れ）から見た機能障害の例

　革細工の課題では、最初の作品として、コースターやキーホルダーなどの簡単な作品を作った後、小銭入れを作ります。**図1**の①は、その小銭入れの教本の図案です。教本の図案にはB200、C431、P205、S705、U710の英数字が書かれています。これは刻印の番号を表します。小銭入れでは、まず作業療法士の「なんの図案に見えますか」という問いに対する患者さんの反応を見ます。もし患者さんが「花」と答えたら、「花と分かるように花びらの輪郭だけを写して下さい」と指示します。また、「分かりません」という返答や黙っているときは患者さんの様子を見ながら待ち、まだ答えられる段階ではなさそうなときにも「花と分かるように花びらの輪郭だけを写して下さい」と指示します。さらに、刻印の番号を1つずつ具体的に指差し、「これらの番号の印は写さないでください」と指示します。**図1**の②と③は、同じ指示を受けたそれぞれ異なる診断名の患者さんの図の写しです。まず、②の人は、花びらの輪郭を正確に写しています。ところが、③の人は、花びらの輪郭だけでなく、写さないように指示した刻印の印まで写しています。さらに指示していない小銭入れの輪郭まで写しています。このことから、③の人は指示を正確に理解していないと考えられます。④は「花と分かるように」の指示で、輪郭の一部に写しもれがあり、指示の理解が悪いか、「輪郭」の理解の違いか、認知に問題があるのか、または注意力の低下があるのかと考えられます。このように写し終えた後に間違いがあった場合、次の作品でも同じ作業をするので必ず指摘し、説明を再度します。2度、3度と同じ間違いをすることで何が問題かが明確になってきます。

　小銭入れを完成させたら、次の作品として眼鏡ケースを作ります。**図2**の①はその眼鏡ケースの教本の図案です。これにもB205、C431、C454、P207、S722、V407の英数字が書かれています。**図2**の③の眼鏡ケースの写しは**図1**の③の小銭入れの写しと同じ患者さんです。眼鏡ケースでは、花

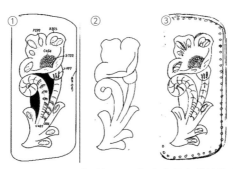

図2●革細工の作品（眼鏡ケース）から見た機能障害の例

びらだけでなく、葉と茎の輪郭を写すように指示します。そして、小銭入れ同様に刻印の印を写さないように指示しています。②の患者さんは小銭入れ同様に刻印の印を写していません。ところが、③の患者さんは図1の③の小銭入れ同様、刻印の印まで写す同じ間違いをしています。さらに、見本にはない革ひもを通す穴まで書き入れています。小銭入れの写しでは、間違いを指摘しています。しかし、覚えていないのか、同じ間違いを繰り返しています。小銭入れよりも模様が複雑になり、使用する刻印の数も増えたことにより、作業の難易度は上がっています。それでも、輪郭を写すという前回の作業を踏襲しています。にもかかわらず、同じ間違いを繰り返すことから、作業の習得に問題があると考えられます。これは、臺が前述の生活障害の現象の一つとして、仕事場では、生真面目さと要領の悪さが共存し、のみ込みが悪く、習得が遅く、手順への無関心、能率、技術の低さが協力を必要とする仕事に困難をもたらすと述べているのと同じ現象と考えられます。

　ただし、②の人は、30代女性　中学生の頃より20年間、自宅に引きこもり、単独では外出ができない人で診断名は混合性不安抑うつ症となっています。③の人は60代女性で大学卒業後20代に発症し、診断名は身体表現性障害、うつ病でした。しかし、60代で再入院したときには発達障害がある双極性障害と診断名が変わりました。この2人のケースはいずれも統合失調症ではありません。しかし、③の人の反応は、統合失調症の人が示す反応と同じものでした。このような機能障害は統合失調症だけに限らず、他の疾患にも見られます。

　次に、革細工のスーベルカッターや刻印によって革に模様を描くカービング法を例に、Aの機能障害について写真1を参考に具体的に説明したいと思

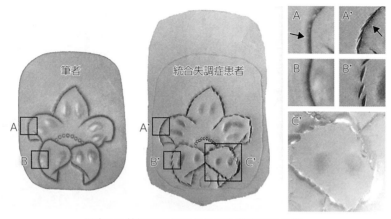

写真1●革細工の作品から見た機能障害の例

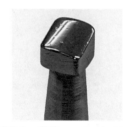

写真2●刻印ベベラ（B200）

います。図の左側が筆者の作品で、右側が統合失調症の患者さんの作品です。まず、刻印の跡を見ると、筆者の刻印（**写真2**のベベラB200で図案の浮き出し）の跡がスーベルカッターの線の外側を打っているのに対し（**写真1A**）、患者さんの刻印（B200）の跡はスーベルカッターの線の内側を打っています（**写真1A'**）。革細工を始める際には必ずその工程を説明しています。ところが、その説明を覚えていないのか、あるいは図案の浮き出しということが理解できていないのか、途中で刻印ベベラ（B200）の跡が反転しています。また、この現象は、図と地の関係が理解できていないこと、立体的な把握ができていないことも考えられます。

　次に、刻印ベベラ（B200）の跡を見ると、筆者の作品は連続的で滑らかな線になっているのに対し（**写真1B**）、患者さんは断続的でぎこちない線となっています（**写真1B'**）。これは注意や集中力の不足や目と両手の協調動作ができていないことが原因と考えられます。それ以外にも、患者さんの場

合、図案（花柄）の模様を意識せずにただの線として見ており、図案の写し漏れや、刻印の打ち残しが見られることがあります。

さらに、患者さんの作品には、刻印の跡にところどころに穴が開いています。作品の裏から光を当てると、穴の隙間から光が漏れます（**写真1C'**）。このことから、運動機能の問題として力の強弱の確認や制御ができていないことが考えられます。普通、穴を開けるときには力の強弱を加減すると思われます。しかし、刻印の跡からもその工夫が見られず、指導してもなかなか習得できません。このように失敗したとき、一般的には「穴が開いてしまった」「失敗した」などの感情表現があります。しかし、精神疾患の患者さんの中には、気付かないのか、気付いても表現しないのか無反応に近い状態があります。この状態は症状の改善と共に改善され、感情表現も出るようになってきます。

写真3は、デイケアを利用していた30代の統合失調症の男性の作品です。病前には数学教師をしていました。AとCは小銭入れ、Bはペンケースです。図の矢印は作製した順番を表します。作業活動で初めて会ったとき、この患者さんは、挨拶、日常会話、身だしなみもよいため、一見どこが病気かと思われました。ところが、作業を始めてみると、はさみの使用もぎこちなかったです。図案は自由課題にしていたところ、教本を参照することもなく、単純な図案で、染色もムラがあるなど雑でした。どの作品も本来であればモノを入れる道具です。それにもかかわらず、いずれの作品にもモノを入れる袋がありません。袋部分を作るためには、2枚の革を貼り合わせる必要があります。このため、「表部分と裏部分を貼り合わせてください」と指示し

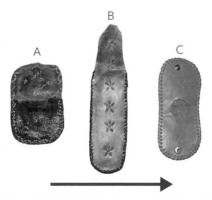

写真3 ● 作品の使用目的を忘れて作られた作品

たところ、全面をゴムのりで貼り合わせてしまいました。そこで、「お金やペンはどこに入れるのですか」と聞いたところ、「そこまで考えなかった」とのことでした。自分が何を作っているのかの目的意識がなく、先の予測をしていないようでした。ただ指示された「貼り合わせてください」の言葉通りに実行しています。写真3の矢印の順に作品を作ったのですが、3つとも同様に全面を貼り合わせており、前の失敗が活かされていませんでした。

　別の統合失調症の男性患者Mさんは難治性ということで転院の話が出ていました。回診時に教授より「作業療法で何を作っているのですか？」と聞かれた患者さんは、回診終了後に作業療法室を訪れ、「ぼくの作っているものは何ですか？」と聞きに来ました。先の人と同様に、自分で考えて行動するのではなく、言われたままに行動していました。しかし、この一件があってから、この患者さんは目的をもって行動するようになりました。この患者さんの転院の話が進んでいたため、医局会で「統合失調症の患者さんは、新しい環境に慣れにくいため、今ここで環境が変わることは回復の兆しをつぶすことになります。転院を見合わせて欲しい」と進言し、了承されました。この患者さんは、一生、入院生活と言われていましたが、作業療法を継続しながら看護師やソーシャルワーカー、他の患者さんのサポートを受け、退院していきました。以後、その患者さんは入院していません。

B）対人障害が著しいタイプ

　Bの対人障害は、人と交流するのが苦手で、挨拶や会話ができにくく、自分の殻に閉じこもった状態です。作業療法場面では、分からないことがあっても指導を求めることをせず、作業療法士が声をかけるまで黙って待っていたりします。

　機能障害が認められない、いわゆる作業ができる患者さんは、作業方法を聞かずに自己流で行い、やがては作業を失敗してしまう場合があります。そして、失敗したことを言いません。さらに、作業療法士が失敗に気付かずにそのままにしておくと、その後、作業をしに来なくなることがあります。社会生活では、場合によっては、職場をそのまま辞めるか、その失敗を気にして妄想や幻聴などを引き起こす患者さんもいます。幻聴は例えば、「みんなが話していることは、きっと自分の失敗したことを話しているんだ」というようなものがあります。

　作業療法場面でも職場でも、作業または仕事に没頭して他の人と一緒に休まない場合があります。また、その逆に、仲間に入れないために作業、仕事

を続け、休めずに疲れてしまうということもあります。休憩時間が苦手という人も多いです。この場合、作業を継続しているので、休憩している人たちの仲間に入れません。その結果、孤立してしまいます。中には、休憩中に会話をしている人たちを見て、「みんなで自分の噂をしている」と話してくれた患者さんもいました。また、仕事中に周りの人が自分をどう見ているかを気にする患者さんもいます。仕事中に周りの人を気にするため、仕事への集中力に欠けます。その結果、仕事が遅くなったり、ミスが多くなったりするため、仕事を首になるか、辞めざるをえなくなってしまいます。このようなことは、機能障害が目立たない、妄想を主とする患者さんに多いようです。

C）機能障害と対人障害を伴うタイプ

　Ｃの機能障害と対人障害を伴うタイプは、統合失調症の破瓜型と言われる患者さんに多いです。このタイプの患者さんは私の経験上、回復に時間がかかります。Ｃのタイプであっても、なかには回復が早い患者さんがおり、このタイプは統合失調症の緊張型の患者さんに多いです。機能障害を起こさないと言われている躁病、うつ病、双極型の患者さんでも一時的に注意力、集中力に欠けることから機能障害を起こします。再発を繰り返している躁病、うつ病、双極型の患者さんの場合は機能障害が場合によっては、年齢とともに回復が難しくなります。

　私は患者さんに出会ったとき、まず初めに、このＡ）〜Ｃ）の３つのうちのどのタイプかを作業を用いて判断します。これは、おおまかにその後の治療計画を立てるための目安となります。

　これらのことは、近年、分子生物学的な研究が進み、精神疾患の原因に遺伝子が関係していることが明らかになっています。しかし、遺伝子だけで精神疾患の発病が決まるかというと、そういうわけではありません。例えば、統合失調症ではさまざまな遺伝子が見つかっていますが、どれも統合失調症を必ず発病させるとまでは言い切れません。また、精神疾患の原因である脳には周産期の前後に発達する時期があります。この脳が発達する時期に脳を取り巻く環境がどのような環境であったかで、発症する障害が異なることもラットなどで再現した動物モデルで分かってきています。この環境因子もさまざまで、脳に与える影響が異なります。このようにさまざまな遺伝因子や環境因子が複雑に相互作用するため、診断名で決まった機能障害が出るとは限りません。実際、発達障害の加わった患者さんや摂食障害の患者さんも増えています。このため、診断名に限らず、どのような機能障害があるか対人

　障害があるかどうかが作業療法におけるリハビリテーションで重要と考えています。

作業療法場面で見られる
障害のタイプと認知障害

　前章で述べたような障害を3つのタイプに分けるということだけではな
く、私は作業療法場面や社会生活上で見られる症状を具体的に認知障害とし
て捉えました。これらを「精神科治療学 (8, 10：1179-1186, 1993)」で論文
「作業療法から見た精神分裂病患者の認知障害」として富山大学神経精神医
学講座の（故）倉知正佳元教授の力をお借りして、認知障害について以下の
3群にまとめてみました（表1）。障害についてだけでなく、ところどころに

表1 ● 統合失調症患者の認知障害

Ⅰ．疾病による変化 　　1）機能障害、能力低下 　　2）コミュニケーションの問題 　　3）環境に慣れにくい Ⅱ．自己認知の障害 　　1）自己の機能障害、能力低下に気付かない 　　2）疲れに気付かない Ⅲ．以前の認知行動様式の存続 　　1）疲れの原因に気付かない 　　2）人に聞きにくい 　　3）焦りやすい

その対応方法も記載してあります。

　2002年8月より「精神分裂病」は、その呼称が持つ人格否定的な響きをなくし、さらにこの疾患の古い概念から脱却して治療意欲が高まるような配慮のもとに、新しい呼称と疾患概念を目指して「統合失調症」と病名が変更されました。

　以上を、順に説明します。

1 疾病による変化

1）機能障害、能力低下

　前述の機能障害に加えて、患者さんは**図1**の図案を見たとき、花、茎、葉と見ずにただの線としか見ていないことがあります。このため、図案の見落としが多いです。そして、患者さんはしばしば**図2**のような紐のひと捻りしたかがり方が直せません。初歩の巻きかがりでも、同じやり方でかがれば良いところを**図3**、**写真1**、**写真2**のように角やカーブになるとできないなど、応用や機転が利かないことがあります。このため、具体的な指導がないと動くことができません。北欧織でも**写真3**のように毛糸の色を3色選ぶところ

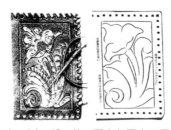

図1●カービング　花の図案と図案の見落とし

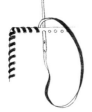

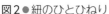

図2●紐のひとひねり

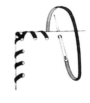

図3●教本　巻きかがりの角

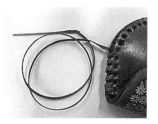
写真1●カーブのところ

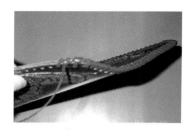
写真2●ダブルステッチの角のところ

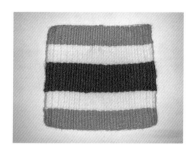
写真3●北欧織　敷物1

　を1色しか選べない。また、「自分が何を作っているか分からない」と言うな
ど、目的あるいは枠組みを持てないようでした。そこで、まず、北欧織につ
いて健常者との比較を行ってみました。
　対象は精神分裂病患者10名（男5、女5；平均年齢26.8歳）と健常者（福井
医療技術専門学校生）25名（男8、女17：平均年齢20歳）で、北欧織（**写真3**）
の作業手順（後述の**表2**）を1回の説明による実施で覚えることができるかと
いうことと90分間の作業量を検討してみました。この結果、健常者群では
25人中22人が1回目の説明で覚えたのに対し、患者群には全員2回目の説
明が必要でした。また、健常者群の作業量は平均111段±37.5SD（幅43-
180）であったのに対し、患者群は平均34.6±22.3（幅8-80）と著しく少な
い状態でした。このように作業量を健常者と比較すると3分の1から2分の
1に低下します。これは自立支援施設や一般就労したときの事業所からも聞
く話です。しかも、たいていの患者さんはそのことを認識しておらず、自分
はちゃんと仕事をしていると思っていることが多いです。このために患者さ
んは事業所の処遇に不満を抱き、トラブルが起きることがあります。そこ
で、できるだけ作業量や不良品の数を測り、他者と比較できるようにしてお
くと具体的で患者さんに理解されやすいです。また、不良品の数を減らし、

通常の作業量を目標にすることが仕事への意欲にもつながります。

＊　　　＊　　　＊

症例：

　50代の統合失調症の男性Dさんは、「先生（主治医）に作業所に行けば就職できると言われたから10年も通っているのに就職できない」と訴えたことで、主治医から作業療法が処方されました。そして、作業所と連絡を取り、そこでの作業量と不良品の数量を記録してもらいました。

　主治医には作業所から、作業療法士にはDさん本人から報告してもらいました。Dさんの作業量は他の人の3分の1で、不良品の数も多いことが明らかになりました。そこで、その資料を基に段階的な努力目標を改めて設定しました。さらに、大学卒でプライドの高いDさんには、革細工作業をしてもらいながら50歳過ぎてからの就職は上司が年下で叱られることも覚悟することを伝えました。

　数年後には就職もでき、ご近所付き合いや兄弟との人間関係も改善され、その後は安定した生活を送っています。仕事の方は注意されることが多く、「1年我慢したのですが、やはり無理です。辞めてもいいですか」と相談があり、収入減になっても生活に影響ないということでしたので、「よく辛抱しましたね」と労いました。

＊　　　＊　　　＊

　過去に織物の仕事をしていた男性患者さんは「何気なく作っているように見えるかもしれないが、この病気になってからはこれ（写真4）を織るにも1

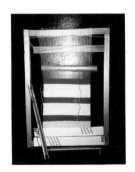

写真4●北欧織

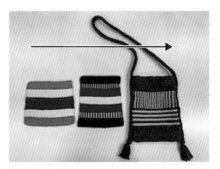

写真5 ● 北欧織の第1段階から第3段階

つ1つ手順を考えていかないとできないようになってしまった」と言っていました。また別のある女性患者さんは「今まで、何気なくお茶を入れていたが、病気になってからは手順を考えないとできなくなってしまった」と言っていました。さらに、「朝、起きてから顔を洗い、歯を磨き、食事をして服を着るといったことも考えながらしないとできない。出掛けるまでに疲れてしまう」と言った患者さんもいました。また、別の患者さんも同じように「手順を考えないとできないので、何をするのも大変で疲れてしまう。やりたくともできない。好きでゴロゴロしているわけではないのに、誰も分かってくれず、怠けていると言われるのがとても辛い」と言っていました。こうした発言のように、精神疾患の患者さんは、見た目にはどこにも障害がないように見えます。そのため、家族も本人もこの状態のことをゴロゴロ病、あるいは怠け病と表現することがあります。

　私が治療に関わってきた多くの患者さんは、病前にはほとんど意識せずともできるまでに習得した手順を改めて意識することが必要になっているようでした。そこで、第2章に臺が「生活障害」の中であげている手順への無関心ということも生じ、極端な場合では、水を入れずにヤカンを火にかけたり、お湯が沸くのが早いと思ってポットを火に直接かけてしまったりします。この他に、道具の位置が覚えられないといったこともあります。そして、患者さんは物事を総合的に捉え、自分で考えて行動することができにくくなっています。これらの機能の改善を図るためには、**写真5**のように同じことを繰り返しながら、まず、基本的枠組みを習得し、段階的に複雑なものへと進む治療、訓練が必要であり、これは患者さんの了解のもとに、早期から始めた方が良いと思われます。

2）コミュニケーションの問題

◉言葉の理解

　表2の説明だけで平織りができるかどうかについては、健常者は25人中21人が説明だけで実施できました。しかし、患者群では板杼（いたひ）を経糸の隙間に通すことが分からず、経糸の上や隙間に置いたままにする、聞き返すことがなく、行動が止まるなど何らかの問題が全員に見られ、説明を部分的にしか把握できず、やって見せることが必要でした。

　また、患者さんは、しばしば指示が2つ以上になると分からなくなるようで、その他の場面でも、相手の言ったことを違って受け止めることがあります。井村（井村恒郎、木戸幸聖：コミュニケーションの病理、井村恒郎、他・編『異常心理学講座9』みすず書房、p245-318、1973）も述べているように、言われたことの一部を拡大して主観的に受け止めやすい傾向があります。そこで、初めは言葉を最小限にし、作業でも手順を一定にし、同じ説明を繰り返し、理解できないときはやって見せ、作業の教本を一緒に読み、徐々に自力で理解できるようにします。

　そこで、始めは以下の点に注意します。

- 説明する言葉を最小限にする。
- 作業でも手順を一定にする。
- 同じ説明を繰り返す。
- 理解できないときはやって見せる。
- 作業の教本を一緒に読み、徐々に自力で読解できるようにする。

◉人に聞きにくい

　作業を進める上で、分からないことが当然出てきます。ところが、患者さんの多くは、黙って待っており、場合によっては勝手に進めて失敗し、次から来なくなることもあります。職場では、そのために叱られたりしますが、

表2● 北欧織の作業手順

```
手順
1. 物差しで経糸を1本目から1本おきにすくってください。
2. 物差しを立ててください。
3. その隙間にタコ糸を巻いた板杼（いたひ）を通してください。
4. フォークでタコ糸を手前に押さえてください。
5. 物差しを抜いてください。
6. 経糸の2本目から1本おきにすくってください。
後はこの繰り返しです。
```

注意されることにも耐性がなく、そのまま職場に行けなくなり、家に閉じこもり、再入院に至ることがあります。そこで、患者さんには「分からないときは何度でも聞いてください」と繰り返し言うようにします。自分から聞くことができるようになるまでに、場合によっては半年、1年、2年とかかります。聞けない理由は、個々人により異なりますが、私の経験から推測したいくつかの例を以下にあげます。

①人に聞くということを知らない。

②簡単なことだから聞くのが恥ずかしい。

③一度教えてもらっているので覚えられないのは、自分の頭が悪いからで、2度、3度と同じことを聞けない。

④先生が忙しそうなので聞けない。

⑤いつ聞いたらいいのか分からない。

⑥なんて聞いたらいいか分からない。

①に関しては、ある患者さんは、「周りが教えくれない」というので「聞けばよい」と答えたところ「そうか聞けばいいのか」と言ったことが基になっています。

聞けないだけでなく、「嫌」と言えないなど、拒否の自己主張がうまくできず、こちらの問いかけに対して「はい」と返事をします。しかし、実際には何もしなくなり、そのまま来なくなります。また、拒否だけでなく、干渉されたくない場合には、マスクをかける、「嫌」と言う代わりに咳をするなどの仕草で表現する場合もあります。患者さんの個々の反応パターンを知り、それに合わせて接するようにします。

患者さんは「いろいろ話したい」と思っていても、「うまく話せない」と悩んでいることもあるのでじっくりと待ち、根気よく話を聞くことが大切です。もし患者さんの反応が得られない場合は、会話の糸口を作るために話しかけてみることも必要です。反対に、患者さんが自らつらい体験を話すようになったときは、その体験を乗り越え始めたから話すということもあります。その場合は一気に話さないようにすることも大事です。むしろそれが必要です。その理由は話すことによって、過去の嫌な記憶が一気に思い出され、精神が不安定になることがあるからです。そうなりそうであったら、作業の方に誘導し、注意を一時的にそらします。

また、うつ病や躁病、摂食障害などの患者さんは、能力的には問題はなく、むしろ能力的には優れていても人に聞きにくい場合があります。これには、まず理解力があるために先を予測して自主的に行動してしまうというこ

とがあります。その結果、周囲と協調することなく、先走って間違いを生じ、トラブルになることがあります。

　これまでに紹介してきたように、人に聞きにくいと言っても、さまざまな原因が考えられます。そして、どの原因が当てはまるかは、患者さんがどのような反応をしたかを知っておく必要があります。そのためには、常に患者さんの変化が分かるように、自分が言ったこととそれに対する患者さんの反応を記録しておくことが大切です。担当している患者さんが多くてできないと思われたら、1人でも2人でもできる範囲ですれば良いと思います。

3) 環境に慣れにくい

　作業療法への誘導のとき、前述の患者群10人中7人までは何らかの誘導が必要でした。健常者でも新しい場面に臨むとき、期待と不安の面持ちで出掛け、その場に慣れるまでに時間を要します。患者さんは、そこにどんな人がいるのか、どんなことをするのかだけでなく、自分はそこにいても良い人間なのか、自分は周りからどのように見られるか、自分のしたこと、失敗などが皆に知られているのではないかなどと思っていることが多いです。このため、自分の殻から出るのがとても億劫になっています。したがって、患者さんは来てくれないものとして対応することが望ましく、慣れるまで身近な人に送迎をお願いすることや電話をかけるといった努力が必要です。

　また、作業が替わる前後や見知らぬ人がいるなどの環境の変化にも弱く、そのために来なくなることもあります。したがって、作業療法にまだ慣れていない患者さんには作業を完成した日に次の作業に着手しておく、場合によっては完成したまま帰ると次に来にくくなる可能性があることを説明しておくと良いです。

　また、見知らぬ人がいることに抵抗のある人には前もって許可を得ておくか、他の人と席を離しておくことも必要です。座る席は本来自由ですが、患者さんによっては席が決まっている方が安心するので、初めての人用の席を用意しておくのも良いです。また、自分の席を主張する人もいるので他の人にも了承を得ておきます。慣れてくると入室した順に好みの場所、空いている席に座ります。精神状態が安定している人は特に席にこだわらないようです。初めは一人を好みますが、慣れてくると一人席では孤独感を感じるようになり、皆のいる席に変わりたくなるようです。自分からは言い出せない場合が多いので、作業療法士が状況を見て席を変えるなどの判断をします。

　さらに、「あれをしなさい、これをしなさい」と干渉や指示が多いとそれを

「嫌」と言えない患者さんにとっては負担になり、追いつめられて暴力を振るうことにもなります。患者さんの立場に立って一緒に考え、助言をすることが必要です。自分の殻の中に閉じこもりやすい患者さんが新しいことに慣れるためには、まず、制約が少なく自由で安心できる場が必要です。自由な雰囲気を作っておくと、社会的促進と言って患者さん同士が影響し合い、他の患者さんの様子を見て行動するようになります。健常者の場合でも、「石の上にも3年」との諺があるように、1か月、3か月、6か月、1年と試練のときがあります。私の経験上、患者さんが一つの場で自由に行動ができるまでには1日〜3日、1週間と試練があります。そして、その場の環境に慣れるまでに2年、3年とかかります。自立するにはさらに5年、10年とかかる覚悟が患者さんを含め、家族やまわりの人にも必要です。

　私は2012年に街中に個人事業所を構え、モノ作りを通じたカウンセリングを行っています。そこで、自立に時間がかかる例として、事業所に来た方を紹介します。

[症例A：40代、女性、適応性不安抑うつ症]

　私の事業所には主治医の紹介でお母さんに連れられて渋々来ました。16歳から独りでは出掛けられず、家族と一緒であれば外出ができる状態を約20年間続けていました。ご本人の話では、始めの数年は母親と一緒に引きこもりの会など至る所に出掛けたそうですが、どこにも継続して行くことはできなかったそうです。

　私の事業所に通うようになってから8年目になります。図4は7年間の年毎の来所回数の変化を表します。1、2年目はほとんど来ることがなく、最長で133日間来所しないこともありました。3〜4年目は週1回通うようになりましたが、1人でバスに乗れませんでした。バスに往復乗れるようになる

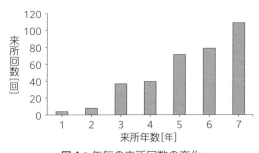

図4●年毎の来所回数の変化

までにはさらに2年掛かっています。

　5年目からこちらの提案と本人の希望もあり、週2回通えるようになりました。6年目から週3回通えるようになり、就職への意欲を示すようになりました。このため、通院している病院のケースワーカーに相談し、地元市役所の相談員と面談するようになりました。7年目からは新たに自立支援施設通所のために3箇所の施設見学、体験を試みました。自立支援を検討し始めてから体験に至るまでに1年以上かかっています。

　このように患者さんにとって拠りどころとなる行動の枠組み、（特定の場で、できることを1つ）をまず作ります。そして、ゆとりを持って一つのことが継続できるか様子を見てから、段階的に時間をかけて行動の枠を拡げていくことが基本です。そして、1箇所で慣れてきたら、そのことを一緒に喜び、次にもう1箇所と増やしていきます。このように、徐々に生活の場を拡げ、患者さんの視野を拡げていきます。それとともに、1箇所でトラブルを起こしても、家に閉じこもらないように別の行き場を作ります。こうすることでトラブルが起こっても、別の場所で冷却期間を設けることができ、自分のことを振り返れるようにします。そのために各施設が連絡を取り合い、協力し合って患者さんを支援していくことが大切です。「第6章　作業療法の流れ」を参考にしてください。

2 自己認知の障害

　外来作業療法に4年通い、社会復帰している患者さんは「この病気は、自分の状態が自分で分からない」と言い、親たちは、「どうも、自分のことが私たちのように分かっていないようだ」と話していました。これらは、自己認知の障害としてみることができると思われます。

1）自己の機能障害、能力低下に気付かない
　患者さんは自己の機能障害や能力低下に気付いていないことが少なくないようです。このため、作業療法においても、作品選択時に極端に難しいものを選ぶことがあります。そこで、「一般的には、これから始めます」という導入をせずに簡単な作業にすると、「こんな簡単なことしかできない」と意欲をなくすことがあるので注意が必要です。患者さんには「自分は不完全であり、何も満足にできない」といった自己不全感と自尊心が混在していて、逆

に「一番簡単で、面倒でないものがいい」と言って、「できない」と拒むこともあります。拒んでも「やりたくない」というのではなく、「やりたくても難しいから無理」または「自分は不器用だからできない」と思い込んでいる人もいるので、患者さんの思いがどこにあるのか推測することが大事です。

[症例B：30代、男性、統合失調症]

　初回は「見学だけ」としばらく見ていた後、「簡単なのを作ってみようかな」と言ったので、私が勧めたキーホルダー作りに取り組みました。完成させると、「家族に見せる」と言って外泊時に持ち帰りました。その後も、「簡単なのがいい」と言い、今度はスタンピング法による小銭入れ作りを自分で選択しました。喜怒哀楽の表情変化は見せないものの、作業療法は嫌ではなかったのか遅刻せずに終了まで約2時間作業ができるようになりました。「また入院するのは嫌だ」と退院後はそれまで拒んでいた支援施設に通所しました。

[症例C：26歳、男性、統合失調症]

　この患者さんは、意欲減退と引きこもる傾向が見られました。織物では、北欧織と平織りの手順が覚えにくいようでした。また、織り段数で見ると、90分間の作業量が37段と著しく低かったです。さらに、動作が硬く緩慢であるにもかかわらず、本人はそのことに気付かず、「すぐに働きたい」と言いました。

　統合失調症の患者さんは、身体疾患の場合とは異なり、自己の能力の低下を自覚できず、実際の体験の中でそれを認識していくことが多いです。そして、現実に簡単なこともできない自分に直面すると、落ち込みが強く、再び閉じこもってしまうこともあります。したがって、役割を課したときや失敗したときには、最大限の注意と配慮が必要です。

[症例D：45歳、男性、統合失調症]

　写真6は統合失調症の患者さんの作品群です（第1段階から第4段階）。左から1段階目では、3色選ぶところ2色しか選べず、図案も手本と異なるものとなりました。左から2段階目では2段階目に取り組むのを嫌がり、再度1を作りました。左から2番目と3番目は、1度目の指導は受けましたが、そのあとは聞かずに勝手に作って、いびつな作品となりました。失敗すると作業療法場面でも、家業の事務仕事でも隠してしまうという行動も見られました。分からないときは何度でも聞くように指導したところ、左4番目（4段階目）はほぼ正確にできました。作業ができるようになると家業の事務仕事も失敗を隠さず、正確にできるようになりました。自宅での生活でも変化が見

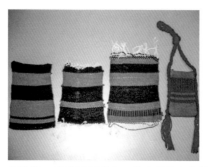

写真6●北欧織、45歳の男性D　第1段階から第4段階

られ、それまではお客が来ると隠れていたのですが、お茶を入れ、挨拶をするようになったと、世話をしている人から聞きました。

　図案についても、**写真6**の症例のように治療初期には模様の認知が良くなく、見本通りに作れず、見落しが目立ちます。しかし、作業を進めていくと見落しも減り、自己の機能障害を認めるようになります。

　また、作業の失敗による過度の落ち込みをさせないように、それが病気によることを話すことも必要です。家族にも作品の変化を見せ、機能障害、能力低下を病気、障害として説明すると患者さんに無理強いをしなくなります。このことは、統合失調症に限りません。

［症例E：コミュニケーション能力障害］

　20代の頃より就職しても1箇所に定着できず、職場を転々と変えていました。いつも職場が変わることから、両親からどうして仕事が定着しないのかと咎められる生活でした。このため、自分のことを母親に理解してもらいたいと事業所を開設していた私に相談がありました。

　ご本人曰く、転職の理由は、「自分はちゃんと仕事をしていたのになぜか辞めてほしいと言われることが多い」ということでした。作業の様子を見ていると、始めは指示通りにしていましたが、いつのまにか自己流で行うようになっていました。対人関係が苦手で、仕事を一通り覚えた後は人を避けて仕事をしていたとご本人より聞きました。作業場面でも職場での行動と同じことが見られましたが、やはり「自分は言われた通りにしている」ということでした。

　私の事業所では、第13章で紹介する革細工の運動計測を行っています。この利用者さんの木槌の振り幅の変化を**図5**に示します。AIIは、これまでに

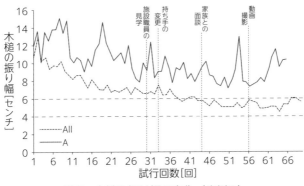

図5●木槌の振り幅の変化（症例D）

計測してきた利用者さんたちの平均値です（N＝16）。Aは、この利用者さんの平均値です。当事業所を利用するようになってから、人の話を聞くようになったという変化が見られたので、この利用者さんが通っていた福祉施設の職員が見学に来ました（試行回数30回目）。この福祉施設でもあまり人の話を聞かなかったということでした。次に、この利用者さんには家族にも理解されない腕のしびれがあったので、木槌の持ち手を変更しました（試行回数33回目）。Allでは試行を繰り返していくうちに、やがて木槌の振り幅は4〜6センチの範囲に収束していきます。ところが、この利用者さんは木槌の振り幅が4〜6センチの間に収束することはありませんでした。ひょっとしたら、腕のしびれが関係していたのかもしれません。精神科での診断がコミュニケーション障害と付き、ご両親に作業場面の様子と病院での診断、革細工の運動計測のデータを説明したところ、父親は「ダメな子とみていたが、障害を持っているとは思ってもみなかった」と利用者さんへの見方を改めてもらうことができました（試行回数44回目）。特に、Allと比較して振り幅が下がらない数値の変化を示したことが決定的だったようで、「これを見たら納得するしかない」と言っていました。その後も木槌の振り幅が下がらないので、その原因を目視で確認したところ、計測の始めは振り幅が抑えられているのですが、刻印を打つ度に振り幅が上がっていくことに気付きました。そこで、本人に振り幅が抑えられているのは最初だけで、後はほとんど振り幅が抑えられていないことを説明しました。ところが、本人はそのことを認めませんでした。そこで、その様子をビデオで撮影することを了承してもらい、実際の作業場面を見せたところ、自己流になっていることを初めて認識

しました（試行回数56回目）。その後、障害枠での就職となりましたが、これまでは長くても半年から1年だった勤続年数が3年以上継続できています。

2）疲れに気付かない

　患者さんは、疲れに気付かず、休憩をうまく取れないようです。頑張りすぎたり、反対に何もしなくなったり、ほどほどに物事を行うことができないようです。このため、何かを始めると休まず一気にやってしまう、あるいは一度にたくさんのことを始めてしまいます。そうすると、休憩が取れずに疲労が溜まる一方で、最後には再発することがあります。

[症例F：21歳、女性、統合失調症]

　この患者さんの家族は、本人が作業をできるようになったことを知ると、家でゴロゴロしていることに耐えられなくなりました。そして、患者さんもそれを感じ、家事を手伝い、洋裁学校、水泳に通い、さらに公務員試験の受験勉強を始めました。私が「疲れると危ない」と話しますと「疲れたということが分からない」「気がついたら、病院のベッドの上だったのですよね」と言われました。このため、母親に疲れた表情をしているときは鏡の前に本人を連れていき、表情を見せて疲れを指導してほしいとお願いしたこともあります。それから「疲れが分かった」と患者さんが言ったのは2年後でした。

[症例G：40代男性、統合失調症]

　ある患者さんが「警察が自分を見張っている」などと被害的な訴えをしたときに、何か環境に変化がなかったか聞きますと「何もない」という返事でした。さらによく聞いてみますと、一人で初めて泊りがけで試験を受けに行く予定で、準備も整い、「何の心配もない」ということでした。試験が無事終わると被害的訴えもなくなりました。こういうことを繰り返しても、患者さんはこれらのことを関連づけて考えることができにくいようです。

　統合失調症の患者さんに限らず、うつ病の患者さんでも回復時に、一度にあれもこれもと動いてはその後まったく動けなくなることがあります。このため、ほどほどに動くようにという助言が必要ですが、同じ失敗を繰り返さないとなかなか自分をコントロールするのが難しいようです。一時的な瞬発力はあっても持続力に乏しいということが特徴のように思えます。また、健常者でも、仕事が過重になり、余裕がなくなると角が立つような言い方になり、人の言動を悪く解釈しがちになります。私は、患者さんには、イライラしたり、周りの人が自分のことを悪く言っているように思えたり、作業中誤

りが増えたときは、疲れていると思って休むように助言しています。

　クレペリンテストの統合失調症の特徴の一つに、休憩効果が出ないというのがあるように、しばらくの休憩では、疲れが回復していないこともあります。むしろ、休憩時間になると周りの人の動きが気になり、さらには自分のことを言われているように思えて、かえって疲れてしまうことがあるようです。また、コミュニケーションが苦手な人たちは、「会話についていけず、一緒にお茶を飲むことができない」「休憩が苦手でどう過ごしていいか分からず、周りの人の眼が気になってつらい」と訴えます。このため、お茶の時間を時折設けて、患者さんにお茶の時間に慣れてもらうようにすることもあります。そのときの参加度も社会へ出るための回復の指標としています。

　図6のクレペリンテストは、統合失調症の30代の男性患者さんのテスト結果です。作業療法の開始当初（点線）と北欧織における段階的作業の10段階目（第9章 **写真3**〔p.108〕参照）に入った時点（実線）での作業量を比較したものです。平均作業量は15〜20ほど増加していますが、前期休憩前曲線は共に横ばい傾向にあります。しかし、開始当初は後期休憩後上回り率がほ

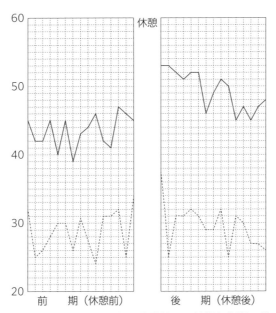

図6●クレペリンテスト、休憩効果、前期と後期の差
点線は平成6年1月14日、直線は平成9年5月23日

とんどなかったのに比べ、10段階目では十分な上回り率が見られ、疲労回復力も良くなってきているという結果を得ており、休憩時間に休めるようになってきたことが窺えます。

　健常者は、適当に気分転換を図り、知らず知らずのうちに健康を保つようにしています。しかし、患者さんは疲れた表情をしていても、「大丈夫です」と休まずに黙々と作業を続けます。休憩時間を設けて、ゲームをそばに置いてもなかなか休んで遊ぼうとしません。誰か1人が遊び始めるとしばらくしてから恐る恐る遊ぶようになります。適度な休憩と遊びができるようになってきたら、安定してきたと見ていいと思われます。なお、良くなってくると、それまで飲んでいた薬が強くなってきて、眠気を訴えてくることもあるので、注意を要します。病状や環境に変化がないのに眠気を訴えてくる場合は、「日中、眠気が強くて困っている」と主治医に話すよう助言します。

3　以前の認知行動様式の存続

1）疲れの原因に気付かない

　患者さんは疲れに気付かないだけでなく、たいしたことをしていないという理由で、その疲れの原因に本人も周りも気付いていないことが少なくないようです。

[症例H：22歳、男性、統合失調症]

　作業療法開始当初から、定刻に自発的に来ていましたが、25回のうち、休みは1回、誘導が2回ありました。休みの1回は新たに取りかかる作品が「難しくてできそうもないから」でした。誘導したときは2回とも作業の間違いが早い段階から出ました。そこで、「疲れるようなことをしなかったのか」と聞くと患者さんは「ない」と答えていました。しかし、1回目は初めての外泊（1泊）の後で、家では寝ていただけでした。2回目も外泊（2泊）の後で、このときは、父親が借りてきたビデオを見たり、ルームランナーをしたりしてきたということでした。

　この患者さんのように、外泊の後に休む患者さんを作業療法場面では多く見かけます。しかし、たいていは自分の家に帰るのだから疲れるはずがないと、本人も周りも思いがちです。統合失調症の患者さんに限らず、外泊や退院後に患者さんはよく寝ます。ときには数日および1週間ほどは眠気を訴え、「どうしてだろう。ただの眠たさだけではなく体がだるい。体が重い」と

言うことがしばしばあります。「家に帰っただけなのに」「子どもと遊んだだけなのに」「掃除をしただけなのに」と病気になる前にしていたことだから、これぐらいで疲れるはずがないと思っています。人は病院生活に慣れてしまうと生活時間が家にいたときと違っていても疲れるとは思いません。したがって、疲れの原因についても作業療法士は生活状況を詳しく聞くことが必要です。

　先に紹介した症例Ａ（p.35参照）の20年間、家に引きこもり状態であった適応障害・混合性不安抑うつ障害の女性も、母親の迎えを待つ2時間の間、初めて街中を独りで歩きました。翌日から眩暈に襲われ、数日は歩けず、回復に1週間かかったと言っていました。摂食障害の患者さんも「お母さんと久しぶりに1日歩いたところ、翌日から1日寝てばかりの生活で勉強しようという意欲もなくなり、どうしたらいい」との相談がありました。双極性障害の40代男性の患者さんは、前にできていたことが、できるようになったことと調子が良いことから残業を続けていました。そして、残業後には毎日のようにマラソンの練習をし、日曜日にはマラソンの試合に2回出場していました。日課表を見せてもらい、無理な活動状況を控えるよう助言しました。しかし、その後まもなくうつ病を再発させ、入院に至ってしまいました。無理な活動状況は躁状態に転じていたのかもしれません。再発すると能力が落ちるのは双極性障害も同じです。どのような病気であっても回復にさらに時間がかかるようになります。ご本人の了解を得て、日課表をつけてもらい生活を見直すなどの方法でセルフコントロールについて繰り返し指導していく必要があります。また、眠れるようになるための体力も必要で、眠ってばかりいるという訴えがあったときにはこのことを説明し、安心してもらうことも大事です。その話し合いの資料として、日課表をつけてもらうと分かりやすくなります。日課表については、「第13章　再発を防ぐ」のところで説明します。

2）焦りやすい

　患者さんは焦りやすく、根気が続きません。作品の出来栄えよりも完成を急ぎ、早くできないことを気にして落ち着かず、両手の協調動作がうまくできないということもあります。また、革細工の作品を2〜3作品を作っただけで、「先生のように上手くできない。覚えられない。自分には無理です」と落ち込み、止めたがります。対策として「そんなに簡単に上手になられたら、私は廃業よ」など冗談交じりに言うことで、できないことを受け入れて

もらいます。

[症例Ⅰ：31歳、男性、統合失調症／症状：幻聴、妄想、不安、焦燥、意欲低下]

　簡単な平織りの作業手順を覚えるのに時間がかかり、作業量も35段と通常の3分の1以下でありながら、「妻子を養わなければならないから、すぐにでも働かなければならない」と焦ります。

[症例Ｊ：26歳、男性、統合失調症]

　また別の患者さんは「もうすぐ26歳になるから、それまでに就職したい。大企業がいい」など、こうしなければならないと思い込み、焦って自分を追い詰める傾向があります。

　患者さんは何もできない自分を不満に思っており、人が自分をどう見ているのかに関心が高く、人の動きにとても敏感です。家族のちょっとした変化を自分のことに結びつけ、「早く働いてほしいと思っているのではないか」と考え、無理をして働きに出掛け、仕事を増やします。当然、疲れてくれば仕事の間違いも増え、自信をなくします。

　患者さんは、気を遣い過ぎてエネルギーを使い果たし、何もできなくなっているような状態にあります。エネルギーを蓄えるためには、十分な休養が必要です。患者さんが何もしないでいるのを見かねた家族が何とかしようといろいろさせると、少し蓄えたエネルギーをすぐ使い果たしてしまい、なかなか充電されません。休むことや寝ることに対して、本人も周りも罪悪感を持つことが多いです。そのため、本人も周りも怠け病、ゴロゴロ病という言い方をします。

　休息をとることについては、充電式の電池に例えて説明します。焦りやすさは再発にも繋がるので、この説明は第14章でも出てきます。電池に単1、単2、単3、単4とあるように人にも同じことが言えると仮定します。仮に発病した始めの頃はエネルギー量が単1であった人も再発を繰り返すと単2→単3というように容量が減っていきます。そうなると、エネルギーを消耗しやすく、すぐ充電しないと動けなくなるようになります。

　再発を繰り返すごとに容量が減っていくため、疲れやすくなり、休息時間がだんだんと長くなっていき、ときには入院もやむを得ないこともあります。このため、充電したエネルギーを使い切らず、動くときは余力を残しておくようにと説明します。その余力を貯めていくことが回復につながるのだと理解してもらうように説明します。例えば、最初の外泊時には、帰るだけで何もしないようにと話し、家族にもよく説明をしておきます。その後も、焦らずに、朝食の食器洗いなど簡単にできそうなことを1つだけしたら、あ

とはゴロゴロしているようにと伝えます。そして、患者さんが自ら動き出すまで、半年、1年と待つ必要があります。この疲れやすさが精神疾患の特徴でもあります。しかし、患者さんはもちろん家族も身体的にはどこも問題なさそうに見えるので、患者さんの何が障害なのか理解できないことが多いようです。そして、ゴロゴロと寝ている患者さんにいら立ち、ストレスが大きいようです。このため、患者さんの病気の特徴を説明し、家族の不満や心配の解消を図ることが家族療法としても重要なポイントとなります。

　以上、作業療法場面で見られた認知障害を、1）機能障害として、図案の認知や手順の障害があり、物事を総合的に捉えにくく、2）コミュニケーションの障害として、説明を部分的にしか把握できず、分からないことを人に聞きにくい、3）環境に慣れにくく、変化に弱いと述べました。これらの認知障害も私の経験から言いますと、一見異質に見える患者さんの言動のかなりの部分は、自己の状態に気付かないことも含めて、健常者との量的な違いであると捉えることができるように思います。

［補足］
引きこもりの定義
　さまざまな要因の結果として社会的参加（就学、就労、家庭外での交遊など）を回避し、原則的には6か月以上にわたって、おおむね家庭にとどまり続けている状態を指す現象概念（他者と交わらない形での外出をしていてもよい）。
　「普段どのくらい外出しますか」という設問に対し、①自室からほとんど出ない、②自室からは出るが、家からは出ない、③近所のコンビニには出掛ける、④趣味の用事のときだけ外出する、のいずれかを回答し、その状態となって6か月以上経つと回答した者を「広義の引きこもり群」と定義。（①～③が狭義の引きこもり群、④が準引きこもり群）。
（「引きこもりの評価・支援に関するガイドライン」平成22年5月、厚生労働科学研究でとりまとめ。主任研究者：齋藤万比古氏、国立国際医療研究センター国府台病院）

第4章 リハビリテーションの目的

　リハビリテーションの目的は、社会生活を取り戻すこと、社会生活を営めるようにすること、その人なりの生き方ができるようにすることだと考えています。障害とは障害を持った人のその後の生涯に影響を及ぼすものです。障害を持つ以前にすっかり元通りになるわけではありません。障害を持ったことを受け入れ、これからの生活をいかにうまく生きるか、よりよく生きるかということです。生まれながらに障害を持って生まれた人も、進行性の病気によりさまざまな障害を受け入れていかなければいけない人も同じです。

　その手始めは、生きる意欲を取り戻すことです。その次に、新たに生きる力をいかに育てるかです。そして、社会的な役割を持つことです。

　すでに閉校になってしまった日本で最初の国立療養所東京病院附属リハビリテーション学院の初代の学院長であった砂原茂一先生はその著書である『リハビリテーション』の中で、リハビリテーション医学の先達であるラスクや『宝島』の著者ロバート・ルイス・スチーブンソンの言葉を借りてリハビリテーションとは、「人生に年月（物理的時間）を継ぎ足すだけでなく、（延長された）年月に生命をつぎ込むことである」（ラスク）、「人生はいいカードを持っているかどうかではなく、悪いカードをどのように巧みに用いるかにかかわる」（ロバート・ルイス・スチーブンソン）と記しています。リハビリテーションでは障害という悪いカードを持ちながら、まだ残っている良い

カードを最大限に活かしながら、悪いカード＝障害をどう巧みに活かすかにあると思います。

　そしてカードを用いて何をするかといえば社会生活を営めるようにすることだと思います。障害を持ちながらも社会生活を営めるようにすること、その人なりの人生を送れるようにすることがリハビリテーションの目的だと思います。では、身体障害であれ、精神障害であれ、社会生活が営めるようにするにはどのような条件、要素が必要なのでしょうか。

　社会生活が営める条件というのは、障害の重い軽いではないということをリハビリテーション温泉病院での仕事をしているときに身体障害を持った患者さんを見て思いました。当時、テレビなどで紹介されていた、両足切断でも歯科医を継続している人、寝たきりであっても親から独立して1人暮らしを実現している人、ご夫婦とも脳性麻痺で不随意運動が激しくて車いすに括り付けられながらも夫は会社の経営をし、妻は子どもを産み、主婦の生活をしている人たちのことを知りました。片やわずかな障害であっても入院生活から出られない人がいるのを知り、その違いは何かと考えたのが、これから第5章で述べる社会生活能力指標です。

　追記：砂原茂一著『リハビリテーション』（岩波新書）を読んでいない方は、ぜひ読んでください。

第5章 社会生活を円滑に行うために必要な社会生活能力

　私は作業療法として革細工や北欧織を主に行ってきました。障害の概念として、第2章にも書きましたが、1980年のWHOの定義として、impairment（機能障害）、disability（能力低下）、handicap（社会的不利）と分けられています。臺弘がその論文「慢性分裂病と障害概念」（臨床精神医学，14；737-742，1985）や著書『分裂病の治療覚書』（創造出版，東京，1991）で述べているように、脳の機能が問題となる統合失調症（分裂病）では機能障害と能力低下を区別することには無理があるように思えました。私は、精神病院やリハビリテーション病院などさまざまな障害を持つ人たちに接してきた経験から、人間が社会で生きていくために求められること、言い換えれば社会生活能力（activity of social living：ASL）の指標として表1のようなことがあると考えるにいたりました。表1は「作業療法から見た精神分裂病患者の認知障害」（精神科治療学 8(10)；1179-1186，1993）として（故）倉知正佳（富山大学神経精神科医学講座教授）の指導の下に共著の中に書いたものです。これは、障害のあるなしにかかわらず、身体障害、精神障害、知的障害であっても、またその障害が寝たきりで他人の手を借りないと生きていけぬほどの重度の人であっても、この能力さえ備えている限り、社会人として生きていると言えるのではないかと考えています。

　そして、このような社会生活能力を身に付けることを作業療法の目標にし

表1 ● 社会生活能力の指標と作業療法達成度

社会生活能力の指標	作業療法達成度
1. 自分で考えて、行動することができる。	1. 作業を自分で考えて進めることができる。
2. 困ったとき、人に助けを求めることができる。	2. 指導を求めることができる。
3. 間違えたり失敗したときにやり直すことができる。	3. 間違いや失敗したときにやり直すことができる。
4. 仕事をやり遂げることができる。	4. 作業を完成させることができる。
5. 新たな目標を定めて、取り組むことができる。	5. 新たな作業に取り組むことができる。
6. 他の人の世話ができる。	6. 他の人に教えることができる。

ています。

　表1の社会生活能力の指標は、テレビの放映で3例を見たのがきっかけです。1例目は、母親の介護なしでは生活できない障害者の人が親から自立したいと周囲の反対を押し切って単独生活を始めたというものでした。自分の世話をしてくれる人を募集し、その人たちにローテーションを組んでもらって世話をお願いして、自分の親からの自立という目標を達成したというものでした。このことは自分で考え行動し、できないことは人にお願いすることができたからです。2例目は、脳性麻痺のご夫婦でご主人も不随意運動があり、移動は車いすか、上肢と膝やおしりを使っての移動でしたが、人材派遣会社を経営していました。奥さんは、不随意運動が強く車いすに固定してもらいながらの生活でしたが、お子さんが1人いました。重度の不随意運動の出現があり、料理も子どもの世話もできませんでしたが、献立を考えることはできたので、ボランティアの人たちにお願いすることはできました。そうなるまでにいろいろな試行錯誤を繰り返しての自立生活の獲得です。2例ともボランティアの人たちに支えられての生活かもしれませんが、ボランティアの人たちは、障害を持った人たちのお手伝いをすることで仲間ができ、人の役に立つことが生きがいになっていたようです。3例目は歯医者さんで、この方は両足切断でしたが、座位ができていたので仕事を継続していました。

　一方、私が温泉病院で仕事をしていたときの患者さんは脳梗塞を起こしてリハビリをしていました。障害も軽度で見た目には問題なさそうでしたが、なかなか退院しない人がいました。話を伺うと「職場復帰に自信がない」と

のことでした。私が担当する前は、仕事が施設の営繕ということで職場復帰につながる木工などの作業をしていました。そこで、私は、仕事とはまったく関係がなく作業療法士に聞かなければできず、普段する機会もなく、完成したら自分で使える作品が作れる革細工作業をしてもらいました。作業をするうちに、表情も明るくなり、退院していかれました。

上記の例のように人は、自分一人で何でもできるわけではありません。「いや、自分一人で何でもできる」と言ったところで、着ている服も食べ物も皆、他の人の力でできています。自分ができているのはそのうちの一部です。できないことは人に頼めばよいのですが、頼むことができなければ物事はできるようになりません。これらの人たちが社会生活を送れる共通点は何かと、改めて精神科の患者さんのことも含めて考えてみたのが、**表1**の社会生活能力の指標と作業療法達成度です

これを考えたのは、30年近く前の話でだいぶうろ覚えになってしまいましたが、このとき、私は社会復帰に必要なことは障害が軽い重いではなく、自分で考え行動し、困ったら人に助けてもらえることだと考えました。そしてさらに、人は行動すれば必ず失敗します。失敗したら、再度やり直しをする、別の方法を考えて失敗を乗り越えることが必要です。

昔、水上勉という作家の言葉として新聞の記事に「人は1日に大小合わせて300回以上もの失敗をしている」と書いてありました。人は生まれたときから歩けるわけでも、食べることができるわけでもなく、世話を受けながら成長していきます。その成長の過程で突然歩けるようになったわけではなく、転んでは起き転んでは起きを繰り返しながら歩けるようになり、物がつかめるようになって、いろいろなことができるようになっています。人は中枢神経系の働きによって、試行錯誤を繰り返しながら学習しています。そのため大小さまざまな失敗が必要なのです。ところが、患者さんは失敗に弱いです。極端な言い方をすると、失敗すると何もしなくなります。失敗にこだわり、前に進めなくなります。ときには仕事を辞めてしまったり、家に引きこもったり、妄想を持つきっかけになることもあります。

次に、失敗を乗り越えながら目指すのは、何かをやり遂げることです。目的、仕事を成就させることが必要です。この目的、目標の基本的なものは大まかに言うと幼児時代を過ごしたら、小学校を卒業し、次は中学校、高校を卒業し、大学を卒業し、就職するという目標です。この一連の流れの中で人は試験や部活、習い事、技能を身に付けるなど、日々、目的や目標をもって段階的に達成させながら社会生活を過ごしています。また、人によっては中

学を卒業時に高校進学か就職かの岐路に立ちます。このとき、初めて自分で目標の選択が始まります。高校進学では普通科・進学コースか文系か理工系か、専門学校か、就職ではどんな仕事がしたいかなどと、成長するに従って選択肢が広がり、目標の設定が難しくなります。この進路は、成長ごとに目標を終了させていますが、人は絶えず、何かを成し遂げては次の目標を決める行動を繰り返しています。ところが精神疾患になるとこの目的、目標が立てられなくなり、何をしていいか分からない状態になります。

　この目標を決めて達成することができずに、留まったままの状態になることがあります。前に一歩を進められないまま、引きこもった状態になります。このときに誰かに助けを求めることができれば一歩を踏み出すことができますが、助けを求められないまま長い間、引きこもりの状態が続きます。これを打ち破るきっかけが必要です。実際に私の事業所を利用される方の多くは、家に引きこもった状態で医者から紹介されてきます。また、入院中の患者さんが退院してから外来の作業療法に通って来る方も、自宅でどう過ごしていいか分からないと言い、寝ているか、ボーっとして過ごしていることが多いようです。家族にとっては見た目がどこも悪いように見えないので、患者さんが動かないのが理解しがたいようです。少し良くなると皿洗いや洗濯をたたむなどの手伝いなど言われたことだけをするようになります。良くなるに従いゲームを始める、テレビでは見たい番組を見るなど行動が受動的な状態から、自分から動くという能動的な状態になります。これらのゲームをする、見たい番組を見るという行動も目標を持った行動ができるようになったと言えます。

　次に、社会に出ると、人に助けてもらうだけでなく、人を助けることも求められるようになります。人は必ず、新人の時代があり、次に自分でできるようになったら、今度は人のお世話、後輩、あるいは部下の世話をすることが求められるようになります。

　社会は助けたり、助けられたりして人とつながっています。私は若いとき、自分は人を助けている仕事をしていると思っていました。ところが自分が悩んでつらいとき、仕事にも行きたくないと思いました。しかし、それと同時に患者さんが遠い所から来てくれている、待っていてくれる、自分を必要としてくれていると思ったとき、患者さんに助けられているとも思いました。このとき、私はどちらが上でも下でもなく人として対等な「お互いさま」という言葉が浮かんできました。

　もう一つは患者さんが「治してください」とお金を払い、「治療者は治しま

す」よとお金をいただく、まさに契約であり人として対等なのだと思います。この考え方は精神科では、まだまだ難しいと思います。

　自らを「寝たきり社長」と称した佐藤仙務さんは、脊髄性筋萎縮症の診断を1歳のときに受け、2018年には目、口と左手の親指が動かせるだけの状態でした。愛知県立港養護学校商業科を卒業したときに障害者の就職が困難であることを知り、働く場所がないのであれば自分たちで会社を作ろうと、19歳でホームページや名刺の作成を請け負う会社を起業したと言います。2年後の2013年には合同会社から同じく重度の障害を持つ幼馴染とともに株式会社に改組。パソコンを介して両手によるマウス操作と会話や表情により業務を行ってきました。2018年には目と口と左手の親指がわずかに動くだけになりました。パソコンが目で追うだけで入力できるように開発され、現在（2021年）でも仕事を継続されています。それでも挑戦することをあきらめず、あきらめていたゲームも開発されてできるようになったり、スケートを楽しんだりされています。もちろん独りでできるわけではなく、いろいろな人にお願いしてできたことです。まさに自分で考え、困ったら人にお願いすることなど、社会で生活する能力が備わっているからできたのだと思います。身体的には重度であっても、いろいろな悩みや葛藤を克服できる能力を障害されていないことが佐藤さんの生活に大きく影響しているのではないかと思います。

　一方、精神に障害を持つと**表1**（p.50）に掲げた社会生活能力が大きく損なわれます。よく言われる「生きづらさ」というものです。精神障害をもった人の多くは、この一連の表に示した社会生活能力が損なわれています。では、作業療法場面で見られる障害とは何かとみると、作業を自分で考えて進めることができない、困っても指導を求めることができない、間違いや失敗したときにやり直すことができない、作業を完成させることができない、新たな作業に取り組むことができない、他の人に教えることができない、といったことが見受けられます。そのため、社会生活をできるようにするためにはこれらの能力を作業で習得することが必要と考え、作業療法を行う目的を表のような作業療法達成度としたのです。

作業療法の流れ

　これまで述べてきた認知障害を回復させる方法として**図1**のような「治療の流れ（全体図）」を作り、これまで実施してきました。

　図1の見方です。左側の縦列が治療目標になります。その右側が➡に向けての治療の流れです。以下、順に説明します。

　上から順に機能障害、能力障害の改善、作業の段階付け、対人関係の改善、作業種目、作業時間、回数、作業療法の後半または終了後の目標を列記してあります。

　これらの治療目標の改善のための各項目の横列に、回復のための段階を左から右方向に列記してあります。横列は時間系列ですが、治療目標の縦軸は同時進行で考え進めていきます。

1 治療目標

　まず始めに機能障害、能力障害の段階付けとして、多くの患者さんに見られるのが「何もしたくない」「考えるのが面倒」「何をしていいか分からない」という状態から始まります。中には自発的にやりたいという患者さんがいます。多くが統合失調症やうつ病以外の病名の患者さんです。

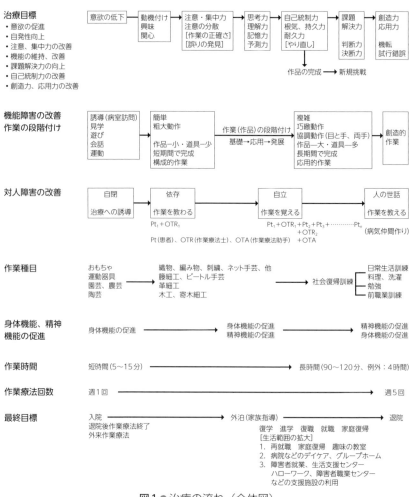

図1●治療の流れ（全体図）

　多くの病院では作業療法室は病棟とは別にあるかと思いますが、富山大学附属病院の作業療法室は病棟の中にあり、患者さんがいつでものぞけるように入り口を開放してあります。入院患者さんも外来患者さんも一緒に作業療法を行います。のぞきに入るのは入院したての患者さんか、うつ病の回復期の患者さんとうつ病以外の患者さんが多いです。統合失調症の患者さんの場合、医師や看護師の声掛けが必要なことが多く、中には廊下を通りながらチラチラと見ているようで、退院後に医師に希望されることがあります。

　陰性症状の強い患者さんほど、環境に慣れにくく、新しいことへの取り組みに時間がかかります。また、自らの病気を認識していないことも多く、医師から処方箋が出されてもすぐには導入できず、病室まで出向くか、慣れている看護師に誘導してもらいます。または医師が、直接、患者さんと作業療法士とを引き合わせてくれるとその後の療法がしやすくなることがあります。

　それができない場合は、作業療法士が病棟に出向いて誘導を図る必要があります。この場合は、いつも同じ曜日、同じ時間に行くということが大事です。私の経験からお話しますと、私が駆け出しの頃に出された処方箋は、「問診ができるようにしてほしい」というものでした。その患者さんは病棟から出るのを拒み、私が行くと逃げてしまいます。そこで私は週5日間、治療として同時刻に同じ場所で1時間待つということを試みたことがあります。1時間いるというのは結構大変でした。毎日行くと他の患者さんが「何しに来ている」などいろいろ話しかけてきます。それに答えるときに必ず、「○○さんを迎えに来ている」と言うようにしていました。他の患者さんを相手に話している間に対象患者さんの動きを観察します。様子を見ていると、近づいては離れるを繰り返しながら、近くに来る時間がだんだん増えてくるのを待ちます。この試みで患者さんを作業療法室まで誘導できるまでに半年以上かかりました。本の名前は忘れましたが、西丸四方という医師はその著書の中に分裂病患者（統合失調症）と話ができるようになるまでには短くて半年、1年以上かかると書いていました。実際にこのような患者さんと何例も出会ってきました。治療者は待つことを知らないと良い治療者とは言えません。これは中井久夫という精神科医師の論文に書かれてもいました。いずれにしろ、作業療法士と患者さんの根比べになるかと思います。また、大勢の患者さんを見ているときは1時間などという時間は取れません。その場合は「お顔を見に来ましたよ。また来ますね」の声掛けをするだけでも違います。患者さんが時間頃に待ってくれるようになったら、タイミングを見て作業療法室に誘導します。

　そして患者さんの緊張状態を見ながら、療法室に来るだけから、15分、30分と徐々に滞在時間の延長をするなどの配慮が必要です。治療の流れにある作業時間、作業療法の回数の箇所を追ってみてください。

　また療法に先駆けた作業療法室の設定として、危険な道具も自由に使え、なおかつ、持ち出されことや紛失がすぐ分かるような管理とともに、作業を強制されない患者さんの意思を尊重する雰囲気作りが大切です。そのためには作業をやりたくなったら自主的に自分のケースを出してくる。やめたかっ

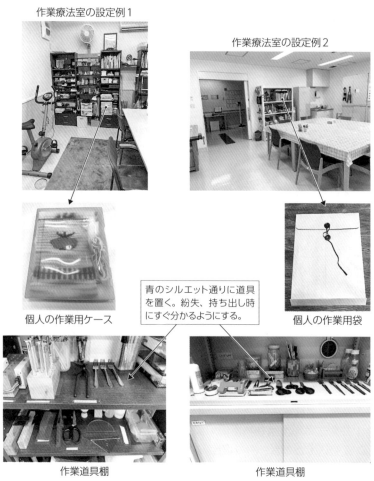

作業療法室の設定例1

作業療法室の設定例2

個人の作業用ケース

青のシルエット通りに道具を置く。紛失、持ち出し時にすぐ分かるようにする。

個人の作業用袋

作業道具棚

作業道具棚

図2●作業療法室の設定と道具の管理

　たら自分で片付けるという方法を私が関わった全ての施設、病院で実施してきました。また、このことは後の章の社会生活能力表の準備、片付けができるかの評価にも繋がります。

　リハビリテーションの最初の目的、目標は意欲の回復です。そして、その前に障害を持った人たちが最初に遭遇するのが障害の受容です。

　障害の受容については、死にゆく受容過程を死と死期の研究の先駆者、エリザベス・キュブラー・ロスは疾病受容、障害受容までの過程を下記の6段

階を経ると述べています。
　①「衝撃」（余命何か月というショック、腕や足を失くしたなど）
　②「否認」（そんなはずはない）
　③「怒り」（なぜ私がそんな病気に）
　④「取り引き」（「これから良いことをしますから助けてください」というような
　　心理）
　⑤「抑うつ」
　⑥「受容」
の６段階で表しています。
　精神疾患や精神障害の場合は、現在では、病名も精神分裂病という疾患名
から統合失調症に変わり、告知されることの方が多くなっています。以前
は、忌まわしい病気として見られ、家族にも知らされていませんでした。そ
のため、治療への理解を求めることがとても難しい状況でした。作業療法を
始めるときには医者から、病気をどのように説明されているかを患者にそれ
となく聞きながらの対応でした。今でもこの配慮は必要かと思います。とい
うのは、こころのセンターや保健センターなどで働いていたときに見ていた
利用者さんも、Ｔ＆Ｎリサーシャに来る利用者さんたちの中にも、主治医か
ら診断名を詳しく知らされていない場合もあります。
　ある利用者さんは、うつ病という診断名で来られましたが、作業をしてい
ただくと統合失調症の患者さんの反応に近い状態でした。後日、「働きたい」
という意欲が出始め、就労支援施設を利用してみることにしました。そのた
め、主治医に診断書や意見書を書いていただいたときに、初めて統合失調症
という診断であることを知り、ご両親もご本人もショックのご様子でした。
しかし、診断が明確になったところで逆にご両親、利用者さんからどんな病
気か知りたいと希望され、お話したところ、陽性症状はそのときは見られ
ず、意欲の低下と学習障害、機能障害など陰性症状が見られました。そのた
め、回復に時間がかかることをお話しすると了解していただくことができま
した。以後は利用者さんからも「どこも悪くなさそうに見え、普通にしか見
えない。なんで働こうとしないのか」と不思議がっていた父親からは、「ゆっ
くりと待つことにしました」と言っていただけました。
　このように、ご家族の中には患者さんの状態に苛立って患者さんや利用者
さんを責めていることもあります。ときには、それが再発の原因にもなるこ
とも悲惨な事件になることもあります。ご家族に、まだ仕事ができる状態で
はないことを作品や作業中の言動を具体的に説明すると理解が得られ、その

後の療法がやりやすくなります。また、患者さんも利用者さんも安心できる
ようになります。

　最初の目標でもある患者さんの意欲や自発性を引き出し、自己の判断力、
決断力を高めるためには、作業導入時に患者さんに各種目の作品コースを見
せ、最終目標となる作品を示して、難しさや根気がいるのはどれも同じなの
で自分が途中で嫌になっても作ってみたいと思う種目のコースを選んでもら
うように話し合います。しかし、「難しいことはできない」と思い込んでいる
患者さんには、説明をすることがかえって困難さを感じさせてしまい逆効果
になります。その場合は試しに革細工などのキーホルダーやコースターと
いった簡単な作品を見せて「作ってみませんか」と話を持ちかけ、対象の患
者さんの状況を見ながら何を選べば良いかを作業療法士が判断します。とき
には見学からでも良いかと思います。見学時間はそれぞれですが、「疲れた
ら帰っていいですよ」と先に言っておくと患者さんも居やすいようです。見
学中の態度をよく見ることが大事です。特に目の動きは重要です。「見てい
るだけ」と言いながらも、関心が高まると注視時間が長くなります。また、
作品棚を見に行ったり、作業中の患者さんの所へ見に行ったりします。「作
業をしてみませんか」と声をかけると「不器用だから」と言われます。その
場合は「最初から器用な人はいませんよ」「作業療法は不器用な人ほど良いの
です」「できないからこそやる意味があるのです」「簡単なことから始めま
しょう」と作品を見せます。または「病気になってから、記憶力や理解力、
集中力が落ちていませんか」「作業でその回復を図っていきましょう」と話し
ます。たいていは同意を得られます。作業の導入には革細工のキーホルダー
やコースターの上手な作品とそうでない作品などを混ぜて見せて「このどち
らかを作ってみませんか」または「作品棚に展示してある作品からどれを
作ってみたいですか」と聞いてみます。どの段階でどのように声をかけたら
よいか、これはやってみながら経験を積んでいくことが大切です。

② 機能障害の改善

　機能障害については、図3の治療目標にある「意欲の低下」状態から意欲
の向上を目指して、図4の機能障害の改善と作業の段階付けで示したように
誘導から簡単な作品を見せる、見学などで動機付け、興味、関心を引き出す
ようにします。作業を始めたら、まず目指すのは作業に注意、集中するよう

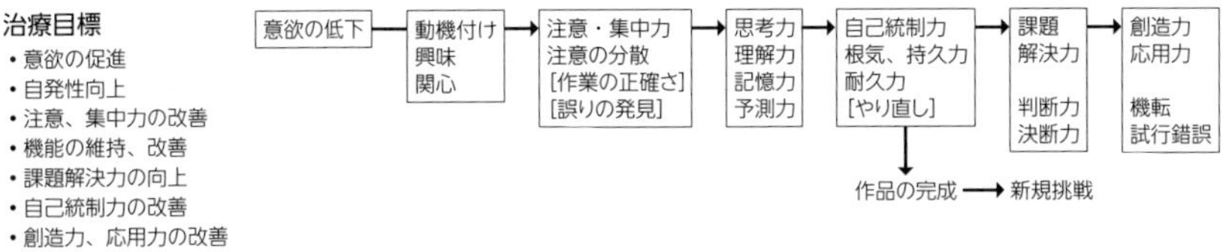

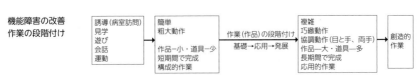

治療目標
- 意欲の促進
- 自発性向上
- 注意、集中力の改善
- 機能の維持、改善
- 課題解決力の向上
- 自己統制力の改善
- 創造力、応用力の改善

| 意欲の低下 | → | 動機付け 興味 関心 | → | 注意・集中力 注意の分散 [作業の正確さ] [誤りの発見] | → | 思考力 理解力 記憶力 予測力 | → | 自己統制力 根気、持久力 耐久力 [やり直し] | → | 課題 解決力 判断力 決断力 | → | 創造力 応用力 機転 試行錯誤 |

作品の完成 → 新規挑戦

図3● 治療目標

機能障害の改善 作業の段階付け

| 誘導(病室訪問) 見学 遊び 会話 運動 | 簡単 粗大動作 作品—小・道具—少 短期間で完成 構成的作業 | 作業(作品)の段階付け 基礎→応用→発展 | 複雑 巧緻動作 協調動作(目と手、両手) 作品—大・道具—多 長期間で完成 応用的作業 | 創造的 作業 |

図4● 機能障害の改善と作業の段階付け

に図ります。このとき、幻聴があると幻聴にさえぎられて集中できなくなります。しかし作業が面白くなると作業に集中できるようになり、幻聴は消えはしませんが後退するか、一時的に聞こえなくなります。これを移動療法または転導療法と言うこともあります。患者さんから、作業中は幻聴が聞こえないと言われることがよくあります。作業中に幻聴が聞こえなくなった体験をした患者さんには、作業や仕事に取り組むことで幻聴が軽減することを助言します。外来の患者さんには家での手伝いをするように助言します。

　また、それとともに注意の分散という、集中し過ぎず、周囲に何が起きているか分かるようにもします。集中していると周りで何が起きているか分からず、危険な目にも遭いやすいです。私たちは、普段の仕事や作業をしていても知らず知らずのうちに周りの気配を感じ、周りの変化に気を配っていると思います。人が入ってきたり、人がそばに来たり、周りの会話にも何気なく気を配っています。そして、自分の興味関心があるとそれに呼応します。

　慣れない作業をしていると注意を集中させますが、慣れてくると余裕も出てきて、周りの人の話に耳を傾けたりします。中には会話に参加する人もいますし、話を振ると返事が返ってくるかなどでその人の集中力や分散力を見ます。また、作業の間違いが増えてくれば、注意・集中力に欠けた状態と見ることができ、疲労の目安にもなります。患者さんは、第3章の自己認知の障害に「疲れに気付かない」と書きましたように、疲れたことが分からないため、疲労し切るまで作業する（仕事する）ことがあります。「毎日仕事に追われているうちに気付いたら病院のベッドの上だった」と患者さんからよく聞きます。そのため、疲労を知るための手段の一つとして、作業の間違いを

注意・集中力の低下のサイン（疲労のサイン）として、患者さんに指導することがポイントにもなります。

　また、注意・集中力の枠組みの中にある作業の正確さや誤りの発見では、間違いに自分で気付くか、「間違えていますよ」とだけ指摘するか、具体的にどこが間違えているか指摘するのも評価や指導方法のポイントになります。思考力、理解力、記憶力が落ちているときには、間違いを自分で見つけるのは難しいです。したがって、基本的には作業療法士が具体的に間違いを指摘しますが、その場合は早期に訂正する必要があります。ただし患者さんの精神状態が不安定のときには、場合によっては失敗に弱く、意欲を無くしやすいため、間違えたまま進行しておきます。あとで患者さんが間違いに気付いたときには、「よく気が付きましたね」と褒めます。その上で「どうしますか、やり直しますか、このまま進みますか」と作業の継続を確認し、最終的な判断を患者さんの意思に任せます。患者さんがやり直しを嫌がったら、「次は直しましょう」、または「お手伝いしますから直しませんか」などのようにアプローチの方法をいくつか考えておきます。大事なことは、患者さんの意欲をなくさせないようにすることです。これは第8章で述べる評価表の「失敗してもやり直せるか」の評価基準の一つになります。指導方法については別の章で再度説明します。

　作業種目が決まっていることから、工程も作品段階ごとに基本工程の繰り返しの上に複雑になるため、思考力、理解力もより必要とされ改善されていくのが患者さん自身にも把握されやすいです。また作品が変わるだけで基本工程が繰り返されることにより、工程を覚えることが可能となり、記憶力も改善されます。しかも、同じ工程が繰り返されることで、次の工程を予測しやすくなることから、自然と予測力も改善されていきます。

　作業には失敗がつきものです。そのため、やり直しが必ずあります。やり直しを受け入れることができるかどうかが問題となります。治療初期はやり直しを嫌がります。そのため、そのまま進行するか、やり直しをするか患者さんに聞きます。これはやり直しという課題に対する解決力の育成にもなりますし、決断や判断力を養うきっかけにもなります。失敗や間違いは作業を行う上で必ず起こりますし、その都度、判断や決断という課題解決の場面となります。また作品を選ぶ、染色法を決めるなど絶えず判断や決断をする機会があるので、課題解決力、判断力、決断力を養うことになります。

　やり直さないときはそのまま進行するか、または作業療法士がやり直すかです。やり直しの対応については、いくつかのパターンがあります。できる

だけ患者さん自身に直してもらうのが良いですが、作業療法士が直してあげると患者さんの手がもぞもぞし、引き続いてやろうとします。作業療法士が直すことで、返報性の原理が働き、患者さんは「先生が直してくれた。ありがたいな。嬉しいな」「申し訳ないな」という気持ちが起こるようにします。

　人生の大半を入院という形で過ごしていた女性患者さんは、作業療法に参加し始めた頃は、10分から20分おきにトイレに行っていました。その理由を尋ねると、医師の診断がある訳でもないのに患者さんは勝手に「膀胱炎だから仕方がない」と言っていました。織物をしていたときに主治医が来て、もつれた毛糸を時間をかけてほどいてくれることがありました。以後、患者さんは作業に集中するようになり、トイレにも行かなくなりました。さらに、織り機でベッドカバーを織るようになったときには、間違うと「これぐらいはいいかな」と思うようなところでも必ずやり直していました。それを見て私は、患者さんにこんな力があるのだと感心させられました。

　また、やり直しは1作目では患者さんが嫌がってやらなくても、「今回は私が直しますが、次は○○さんがしてくださいね」と言うと、2作目、3作目のときにやり直しができるようにもなる場合があります。これは「やり直しができる」という課題を遂行するための、失敗に弱い患者さんと作業療法士の駆け引きです。患者さんに対しての作業療法士の課題解決力であり、判断力、決断力です。作業の内容が複雑になればなるほどまた新しい作品に取り組むほどに型通りにはいかず、試行錯誤が必要であり想像力、応用力、機転が必要になります。注意することは、やり過ぎないことです。「私が作ったのではなく、先生が作った」と言われたことがあります。そんなときは、「そうですね。ごめんなさい。次からは○○さんがやってくださいね」など自分の失敗は言い方を考えながら、それとなく修正します。謝りすぎると今度は信用を無くします。作業療法士が知らないこと、分からないこともあります。分からないときは素直に、「分かりません。一緒に考えましょう」と参考資料を探して一緒に考えながら作業します。これは対人関係の苦手な患者さんの共同作業の訓練にもなります。

　作業療法士もさまざまな患者さんに出会う度に基本の枠組みを基に工夫を必要とされます。これは、人が成長して学習していく過程、仕事をしていく過程と同じかと思います。工程を覚えていくに従い、患者さんに自分にもできたという達成感を得ることにより、自信のようなものが生まれてきます。

3 作業種目

　次に、各作業種目を作品で**図6**の「作業種目の段階付け」で示すように段階付けておきます。始めの病室訪問、見学、遊び（ゲームなど）、会話、運動は作業に誘導するための前段階として作業療法室に慣れてもらうためです。次に作業への誘導です。簡単かつ短時間で道具使用の少ない作業をいくつか見せて選択してもらいます。

　場合によっては患者さんに簡単なものを数種やった上で、途中で嫌になっても作り続けたい種目を選んでもらうようにします。そのために、数種目の作業を基礎、応用、創造と発展できるように作品ごとに段階付けた10作品をあらかじめ用意しておきます。最初に作る作品が基本の枠組みとなります。そして、一段階ごとに複雑・巧緻動作を必要とするもの、目と手の協調動作、作品の大きさ、道具の多さ、完成に長期間掛かるもの、応用的な作業へと作業を組み立てます。さらに、そこまでに至った工程、技術を活かしての作品作り、つまり創造性を目指して自力でできるようにします

　上記の基礎、応用、創造というのはあらゆる習い事にも、そして人間の発達段階、成長段階にもあります。人は他の動物のように生まれてすぐ立ち上がることはできません。急に歩けるようになるわけではありません。首が座り、寝返りができ、ハイハイができ、つたい歩きができ、転んでは起きを繰り返しながら、歩けるようになり、走れるようにそして複雑な運動ができるようになります。

　この基本、応用、創造を別の言い方で「守破離（しゅはり）」と言う言葉があります。これも人の成長段階を表し、日本の茶道や武道などで昔から用いられてきた言葉で、「守」は基本、「破」は応用、「離」は独自性の意味で、何かあれば基本に立ち返ればよいということで、いかに基本が大事かを伝えていると思います。何を学ぶにもこの過程を通り、「基本を大事に」と習い事をすれば指導者から言われるかと思います。先に述べたように私自身も福井医療技術専門学校で講師を務めるときにこの基本に立ち返るという言葉を思い出していました。

　始めは身体機能の促進から徐々に精神機能の回復、促進を図ることを考慮しておきます。

　図5はほとんどの患者さんが精神機能の能力低下を自覚しており、考えるのが苦手、覚えるのが苦手、根気がないと言われます。そのためまず体から

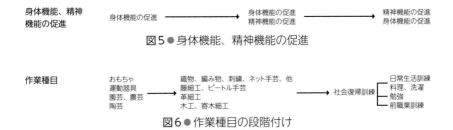

図5●身体機能、精神機能の促進

図6●作業種目の段階付け

　動かす方が良いようです。作業療法室の端の方に簡単な運動器具や遊び道具を用意しておくと良いです。始めは作業を拒否していた患者さんも、遊びや体を動かしているうちに作業に関心を示すようになります。また、部屋に余裕があれば、疲れたときに休める場所があるとなお良いです。外来の患者さんは、通い始めの頃などは、特に休めるところ、横になるところが必要です。富山大学附属病院では、作業療法室が狭かったため、始めの頃は外来や、病棟内で休ませていただくことがよくありました。

　そのため、作業種目の段階付けの始めとして図6のようにおもちゃや運動器具や園芸、農芸といった体を動かす種目を最初にあげました。園芸、農芸も施設的にはできにくいかもしれませんが、屋上を利用しての方法もあると思います。陶芸は土をこねて好きな形にする泥遊びの延長として遊び的なことから創造的なところまで幅広く用いることもできますが、施設によっては窯など準備するのは難しいかと思います。紙粘土や油粘土など他にもさまざまな遊び的なものがあると思います。患者さんの状態を見て作業療法士がどの段階から入るかを患者さんと決めていきますが、目的は、各作業種目を利用して脳機能の改善を図り、患者さんが作業をできるようにし、社会生活が送れるようにすることです。

　1種目目を終了したら、2種目目を行います。20代から入退院を5回繰り返し通算で12年6か月の入院をしていたAさんは5回目の入院時に入院作業療法と外来作業療法を含め約8.5年受けました。この間、段階付けた作業種目を4種目（革細工、北欧織、木工、ビートル手芸）体験しています。この間に生活面では、開始後7年後に外来作業療法、グループホーム、病院デイケア、ナイトケア、アパートでの自立生活、病院の調理場勤務という就労支援も受けられるようになる、というように治療の流れの図にある生活範囲を拡大していきました。アパートでの自立生活を始めると、電気、ガスは消したか、鍵は閉めたかと不安になり何度も引き返して確認したそうです。そし

て、自立生活が安定した頃、「長いこと聞こえていた幻聴が聞こえなくなったんです。それまでは自分の考えていたことが聞こえていたようです。今は自分の考えと一致するようになりました」と話してくれました。

4 対人障害の改善

　対人障害については、図7のように作業を教わる依存の関係から、作業を覚えることで自立を図ります。

　また、道具の貸借による交流の場や、同じ作業種目を行うことで仲間意識を育てていきます。道具の数を少なくしておくことで、道具の貸借を否が応でもしなければならない状況を作っておき、「○○さんに借りてください」と指示することで作業療法士は患者さん同士の関係の橋渡しをします。対人交流が苦手な患者さんたちが作業を教え合うようにすることで先輩、後輩などの上下の関係の体験ができる機会を作ります。同じ作業種目をしていることで、作業理解が深まると他の患者さんが分からなくて困っていると、自発的に教える患者さんもいます。またどうしても教えることのできない患者さんには、あえて「○○さんに教えてあげてください」と依頼します。場合によっては「仕事についたら1年目は仕事を教えてもらう新人の立場でいるけれど2年目は自力でできるように独り立ちの時期となり、3年目になると今度は後輩ができ、教える立場になるでしょう。そのために今から教える体験もしてくださいね」と説明します。間違えて教えるのではと心配する人もいますが、そのときは「間違えるときもあります。そのときは訂正すればいいですよ」とフォローします。

　休憩や雑談などができるようにするために、療法室にお茶が飲める場を設ける、または時々お茶会を設けるようにしました。これは社会復帰した患者さんたちや患者さんの話から、「休憩時間が苦手」と言われることが多かったためです。その方たちによれば「仕事をしている間は仕事に集中していれ

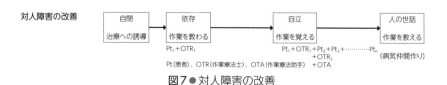

図7●対人障害の改善

ばよいが、休憩時間やお茶の時間は会話に入れずにつらい」「周りの人が気に
なってしまう」ということでした。さらに、お茶の仲間に入れず離れている
と、会話の内容が「自分の悪口を言われているように思えてしまう」という
ことでした。

　そのため、皆でお茶会をするときに、始めは作業療法士と自発的に動ける
人で準備をします。たいてい、作業療法士がやることになりますが、回を重
ねることで患者さんが手伝い始めるようになります。慣れてくると作業指導
をしている間に患者さんたちだけで準備してくれるようになります。作業療
法士が関わらずとも、患者さん達だけで準備することが自立に繋がります。
お茶会の回数は月1回か隔月でも良いです。場合によっては、クリスマス会
などの行事に合わせてでも良いです。このときに社会的活動がどれくらいで
きるかの評価にもなります。作業療法がレクリエーションと違うところは、
評価基準を設けて、どの種目にもその評価基準が当てはまるようにすること
です。

　さらに、患者さん自身が病院内の事務所に本のコピーを頼みに行けるよう
に交流の場を拡げるなど、病院全体を治療社会として活用します。これは病
院全体の協力や治療体制が必要になりますので、できる所とできない所があ
ると思いますが、機会をうかがって試みると良いかと思います。

　作業時間、回数も図8のように段階的に患者さんの様子を見ながら、話し
合って決めていきます。作業療法の最終目標や生活範囲の拡大も患者さんと
決めますが、ケースカンファレンスで話し合っておく必要があります。あく
までも主体は患者さんです。日課表による生活の見直しは、自宅での過ごし
方や回復の度合いや再発の防止、今後の目安を考える上で大事な資料となり
ます。日課表を書く努力が患者さんに必要とされますので、日課表をつける
目的を話し合わないと続けられません。

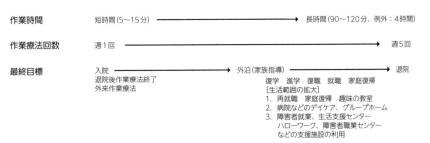

図8●作業時間　作業療法回数　最終目標

　以上、枠組みを作り、それを段階的に拡大するという考え方は、臺弘が生活療法の復権（精神医学26:803-814、1985）で「精神分裂病（統合失調症）の障害の特徴について、学習が困難なこと、失敗の経験が身に付かず、かえって過敏に反応するようになること、したがって学習の仕方を工夫することが必要である。学習困難の諸側面、諸段階を分析して対応し、一段ずつ積み上げていく操作が治療的である。さらに学習において、課題の段階的拡大、場面の転換と役割操作、および社会的学習の3つ要因をあげ、これらが互いに絡み合いながら進行する」と述べている一文を参考にして考えた方法です。臺は統合失調症の障害の特徴としていますが、私自身は他の疾病にも通ずると考えて、同じ方法で行っています。そうしますと、疾患による特徴も見えてきます。確定診断は医師の領域ですが、鑑別診断は作業療法士もこれらの方法でできると考えています。

＊　　　＊　　　＊

［余談］
　p.65で述べたAさんは私に統合失調症がどういう病気かをくまなく教えてくれました。「この病気（統合失調症）は、気力、体力、知力のすべてが損なわれる病気」であると。かつて統合失調症が精神分裂症という診断名であったときに、別名で早発痴呆と表現していたこともありました。これは若くして老人のようになってしまった状態と言えると思いますが、ある精神科医は自分が歳を取ったら患者さんの状態がよく分かるようになったと話しておられましたが、私自身も歳を取るとともにそう思えるようになりました。統合失調症に限らず病気をするということは大なり小なり、気力、体力、知力が損なわれます。また、「作業をしている間は幻聴が聞こえてこないです」「幻聴が自分の考えていることと一致するようになり、聞こえなくなりました」と20年間悩まされ続けた幻聴が、できることが増えるたびに変化していくこともAさんから教えてもらいました。さらに、アパートでの1人暮らしを始めたときには、鍵をかけたか電気は消したかなど何度も確認する強迫症状が出たことも話してくれました。この脅迫症状については2、3回確認するぐらいなら誰にでもあることで、それを行うことで仕事にも日常生活にも支障をきたすようなら病気と伝えました。Aさんは生活が安定するようになるとその強迫症状も消えていきました。これらの会話は休憩時のお茶の時間に話してくれたことです。作業しながら、お茶を飲みながらの方が患者さんも安心して話せるようです。さまざまな話、おしゃべりができるようにな

ることが大事です。社会生活を円滑に行えるためにはコミュニケーション能力としての雑談力が必要とNHKの番組でも取りあげられていました。患者さんの中には「気持ちが不安定になったので薬をもらおうかと思ったけど、話をしたら落ち着けたので薬はもらわずに帰ります」と言う患者さんもいます。作業は、おしゃべりができるようにするためのツールでもあります。

＊　　　＊　　　＊

第7章 | 治療目標

　ここでの治療目標は第6章の**図1**の「治療の流れ（全体図）」（p.56）にある治療目標とは異なり、社会生活が送れるようにするための治療目標です。言わば第4章のリハビリテーションの目的に書きました「社会生活を取り戻すこと」「社会生活を営めるようにすること」「その人なりの生き方ができるようにすること」です。そのためには、社会生活には以下の6つの能力が必要と考えました。

　①自分で考え工夫し行動することができること。
　②困ったときに他者に助けを求めることができること。
　③失敗をしてもやり直すことができること。
　④目標を設定し、遂行できること。
　⑤また新たな目標を見つけ、取り組めるようになること。
　⑥さらに自立した人として人の世話もできるようになること。
　これらの能力を精神障害者の人たちの作業療法場面で見られる行動に当てはめて考えてみますと；

　①作業を自分で考え工夫し、行動することができない。
　②分からないとき、困ったときに作業療法士に指導を求めることができない。
　③失敗や間違いをしてもやり直すことができない。

　④作品を完成させることができない。

　⑤次の作品を見つけて、取り組むことができない。

　⑥他の人に作業を教えることができない。

と、どの項目もかなりの困難があることが分かりました。これらの問題を段階的に回復させるための指標として、回復過程を次の第8章に示しました**表1**のようにまとめた作業療法評価表を作り、それを治療目標としてできるようにしてみました。この評価表に続いて、段階をステップアップさせるために作業療法士がどうアプローチをすればよいかの技法についても記載しました。

社会生活能力を養うための作業療法の治療的な進め方

　現代の世の中、生きづらさを抱えている人たちがたくさんいます。減るどころか増える一方のようでもあります。不登校に始まり、引きこもり、それが長引けば長引くほど社会経験に乏しくなり、社会生活を送るのが難しい状況となります。パソコンがあり、インターネットを利用できれば、ネットを通じての交流などで多少は社会性を育むことはできます。

　引きこもりの究極とも考えられるのが精神に障害を持つ人たちです。これらの人たちと話していて耳に多く残るのは、「何をしていいか分からない」「どうしていいか分からない」「人と会うのが怖い」です。まだ、そう言ってくれるだけでも良い方です。統合失調症の人たちの多くは、始めは何も言ってくれません。むしろそばに行くと拒まれます。「なんで来た。行かないと殴るぞ」と言われたこともありますし、病室へ迎えに行くことを約１年間続けてようやく「なら行くわ」と作業療法室への参加に至る人が幾人もいました。作業療法士にとって、根気と待つという努力が必要です。このときに必要とされたのが患者さんの行動観察です。今どの段階にあるか、指標がないとただ患者さんのところに行くだけになってしまいます。次はどうなる、その次はどうなる、という予測が必要です。

　その道標となる一つの方法が作業療法であり、これから説明する社会生活能力評価です。

表1●作業療法評価表

作業療法評価表

外来・入院（　R　年　月　日　～　R　年　月　日まで）　　　　病棟　名前　　　　　　　男・女　年齢　____ 歳

1. 作業療法場面評価

	1	2	3	4	5	計
1. 種目に対し、自分で考え行動する	具体的な指示、誘導を必要とする	説明と指示、誘導をいくらか必要とする	説明だけで動き、説明書を見ない	説明書を見て行うが、予測行動はとれない	説明書を見て行い、予測行動がとれる	
2. 指導を求める	下を向き、指導を求めない／指導を頻繁に求め、待つことができず、席を立つ	目で追う素振りを見せるが、指導を求めない／指導を頻繁に求めるが、5分ほど待てず、席を立つ	キョロキョロと探し、そばに行けば指導を求める／指導を求めることが減り、5分ほど待てず、席を立つ	自席から指導を求める／待つ間に、他のこと（見る、話す、遊ぶ）をして待つ	自ら指導を求めに来る／説明書を見ながら待つ	
3. 間違いや失敗したとき、やり直せる	間違いや失敗が分からない	指摘されれば間違いが分かるが、自分で直せない	間違いや失敗は分かるが、自分で直せない。嫌がる	間違いや失敗に気付くために、指導、援助を必要とする	間違いや失敗に、自ら気付きやり直す	
4. 作業を完成する	少しやっては、やめてしまう	間違ったり、失敗するとやめてしまう	完成するために指導、援助を頻繁に必要とする	完成するために指導、援助をたまに必要とする	自分の力で完成できる	
5. 新たな作業に取り組む	作業を完成後に休む	自分で作品を選択できない	種目をいろいろ変えたがる。また、能力以下を選ぶ	規定作品に、順次取り組める	自ら、自分の能力に応じたものを選び、取り組む	
6. 他の人に教える	教えることができない	自分にできても教えるのを嫌がる	指示されれば教える	聞かれれば教える	自ら、他の人に教える	
合　計						

2. 状態像評価

項目					
7. 笑顔	見られない	わずかに笑う	ニコリとする	声を出して笑う	状況に応じて笑う
8. 服装	季節に合わない服装、場にそぐわない病衣、不自然な服装	いつも同じ服装	服装が変わる	化粧、整髪をする	TPOに合わせた服装
9. 挨拶	なし 目をそらす	なし 目を見る	あり 会釈	あり 小さい声で	あり はっきりした声で
10. 会話	話しかけに応じない	話しかけに短い返事のみする	話しかけると話す	必要があれば話す 単数 (-0.5) 複数 (4)	自ら話し、会話が継続する 単数 (-0.5) 複数 (5)
11. 参加度	指導、誘導に応じない	指導、誘導があれば出席する	自発的に出席するが、欠席が目立つ	欠席はないが、休憩が目立つ。または休憩をとらない	適宜、休憩をとり、作業を継続できる。休憩時、遊ぶ。会話する
12. 道具の準備、片付け	できない	指示、誘導に応じ行う	準備、片付けるが中途半端	自分のことのみ行える	周囲にも気を配り、なおかつ行える
合 計					
総 合 計					
担 当 者					

　表1の「作業療法評価表」の縦列をまず見てください。作業療法場面評価は第5章で掲げた社会生活能力指標と作業療法達成度の表（p.50）を頭に置きながら、作業療法場面で見られた行動を改善するための段階的な目標として示しています。

　その指標を作業療法場面評価と患者さんの状態像評価の2つに分けてあります。

　（なお、この「作業療法評価表」は本書の紙面の制約で小さく印刷されていますが、臨床では拡大コピーなどをして利用してください）

　さて、この評価表の使い方について説明します。

　横軸の1行目にある1〜5の数字は、作業療法場面評価と患者さんの状態像の評価の「ステージ」を表します。斜線「／」が書かれているマスには日付を記入し、日付以下のマスにはその日に見られたステージを評価点1〜5で記入します。

　「1.　作業療法場面評価」の項目として、1）種目に対し、自分で考え行動する。2）指導を求める。これには患者さんの反応として2つのタイプがあります。1つ目は指導を求められないタイプ。2つ目は指導を頻繁に求めるタイプです。3）間違いや失敗したときやり直せる。4）作業を完成する。5）新たな作業に取り組む。6）他の人に教えると、順にあげてあります。

　横列には回復段階を1から5の5段階に分け、かつて慢性分裂症と言われていた長期入院している統合失調症患者さんの回復状況を行動変化として捉え、それを評価として示しています。

　作業をすることにより、評価1の「種目に対して自分で考えて行動できるか」は、第6章の図1治療の流れ（全体図）の治療目標の動機づけ、興味関心が引き出されているかの評価にもなります。興味関心が出てきますと作業指導時に黙っていても手が出てくるようになります。

　また、注意、集中力や注意の分散、作業の正確さや誤りの発見が自分の力

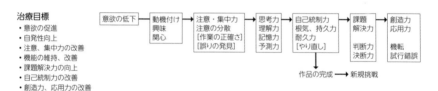

治療目標
・意欲の促進
・自発性向上
・注意、集中力の改善
・機能の維持、改善
・課題解決力の向上
・自己統制力の改善
・創造力、応用力の改善

意欲の低下 → 動機付け／興味／関心 → 注意・集中力／注意の分散／[作業の正確さ]／[誤りの発見] → 思考力／理解力／記憶力／予測力 → 自己統制力／根気、持久力／耐久力／[やり直し] → 課題／解決力／判断力／決断力 → 創造力／応用力／機転／試行錯誤

作品の完成 → 新規挑戦

図1●治療目標

でできるか、「思考力」「理解力」「記憶力」「予測力」「創造力」「応用力」「機転」「試行錯誤」も自分で考えて行動する力に含まれます。

[評価1　種目に対し、自分で考え行動する]

　人は朝起きたときから夜寝るまで、次は何をしようと考え、それを行動に移しながら生きています。朝起きて、布団をたたみ、洋服に着替え、顔を洗い、歯磨きをし、食事をし、今日は何をするかによって出掛ける支度をして、学校または仕事など目的の場に出掛けます。出掛けるにしても交通手段や仕事（活動）などの段どりを考えて行動しています。これらは、子どもの頃から育まれてきた日常生活動作と言われ、環境、状況の変化がない限り、いつの間にか特に考えることもなく一つの生活リズムとして動いています。ところが、病気になるとこの一連の動作ができなくなります。朝起きたときから何をしていいか分からなくなります。デイケアに通ってきていた患者さんは、「ここに来るまでに、今まで何気なくやっていた朝起きて顔を洗い、歯を磨き、服に着替えてということを一つずつ考えて動くのでここに来るまでに疲れてしまう」と言われました。また、ある女性患者さんは「病気になる前は何気なくやっていたのに、お茶を入れるにも一つ一つ考えないとできなくなってしまった」と。また、別の女性患者さんは、「ポットに水を入れて火にかけたら、お湯をポットに入れる手間が省けてよいだろうと思った」とも言っていました。このようなことは、日常生活動作の崩れ（乱れ）とも言われますし、臺が掲げた手順への無関心（第2章参照）とも言われます。作業療法で作業をする、モノを作るということは、手順を取り戻すための一つの方法です。この考える手順を取り戻すための指標を表したのが1から5の段階です。

[評価2　指導を求める]

　指導を求めることができる（困ったときに助けを求めることができる）ということは「治療の流れ」の課題解決力になります。この状況においては、誰かに聞こう、指導を求めよう、助けてもらおうという状況の判断と決断することが必要とされます。これは課題解決の一つの手段でもあります。しかし、患者さんはすぐに困っても聞くようにはなりません。

　また、人に聞く、頼るということは、他人と交流することが特に苦手な患者さんの人間関係の改善になります。1～5の指導を求める段階があってできるようになりますし、そのための作業療法士のアプローチの方法が必要です。この人間関係の改善とは、治療の流れでも示しました、図2の対人関係の改善です。

対人障害の改善

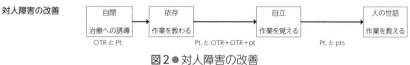

図2●対人障害の改善

　人間にとっての人間関係は母子関係から始まり、父親、兄弟の家族関係、親戚関係、隣近所、幼稚園、保育園、学校、社会と発展し、その中で人間関係を学んでいきます。そのため、始めは、担当の作業療法士と患者さんとの1対1の関係で、作業を教えてもらう依存関係です。担当の作業療法士に教わることに慣れてきたら、別の作業療法士に教わることができるようにします。

[評価3　間違いや失敗したとき、やり直せる]

　人は生まれたときから何かができたわけではありません。歩けるようになるまでに転んでは起き転んでは起きを繰り返しながら歩けるようになってきています。歩くのと同様、人はすべての行動を失敗という試行錯誤を繰り返しながら物事を学習しています。ところが患者さんは失敗に弱いです。生育歴の中で失敗を恐れるようになったのか、病気によってそうなったのかは分かりません。革細工をしていたある患者さんは、始めの作品には模様を入れていましたが、2番目の作品は模様がなくなり染色だけになりました。3番目の作品は染色もなくなり、革の色のままになりました。理由を聞くと「失敗したから」でした。このように失敗を嫌がる患者さんが多いです。患者さんが作業療法に誘導したときに断る理由で多いのが「自分は不器用だから」「うまくできないから」です。「だからこそ作業療法はそういう人が対象なのですよ」と説明します。そのため、失敗に強くしていく必要があります。

　さらに、「間違いや失敗したときにやり直せる」は、始めは間違いが分からないか分かってもやり直し方が分からなかったり、やり直しを面倒がったりして直すのを嫌がります。間違いが分からないのは、作業に習熟していないか認知機能が低下している状態と言えます。間違いは分かっても直し方が分からない場合は作業療法士が間違いの修正の仕方を指導します。

　やり直すのが面倒というときには、嫌だという気持ちと直さなければならないという葛藤が生じ、その葛藤を越えて間違いを直すという自己統制力が必要となります。やり直しをするという自己統制力には根気、持久力、耐久力が必要です。そして、このやり直しには、やり直しの量という負荷をかけることができます。いきなり、この負荷を掛けるのではなく、成功体験を積

み重ねていくうちに意欲が芽生えてきてから負荷をかけます。負荷のかけ方は筋力トレーニングと同じように、2キロ、3キロ、5キロと順に大きくしていきます。この方法をとると、始めは人から言われて間違いを直しますが、慣れてきますと自らやり直すようになります。仕方なしにから、良いものを作ろうという意欲も芽生えてきて、自発的にやり直すようになります。このときは、表情も和やかで笑顔も多く出るようになってきます。

[評価4　作業を完成させる]

　作業が複雑になればなるほど面倒になり、途中で止めたくなります。それを根気よくやり続ける努力が必要です。言葉を換えて言えば持久力、耐久力です。作業ができるようになると次第に指導を求めることも減り、自分の力で完成できるようになります。これらをまとめて言うと自己統制力になります。完成させることにより達成感を得、これを繰り返し体験することが自信につながり、これが自己肯定感となります。社会生活を送りにくい人たちには、この自己統制力や自己肯定感というものが低いとも言われています。これらを養うにも難しい作品を完成させることが作業療法では体験できます。作品を完成させたときに、患者さんが「できた！」「やった！」と声をあげてくれたら、私たち作業療法士のやりがい、達成感です。

[評価5　新たな作業に取り組む]

　人は一つの目標を達成したら、次の目標を決めて進みます。これは第6章にも書きましたが、患者さんは次の目標を見つけにくいです。そのため、作業を段階付けておくと、一つ完成したら次の作品へと進みやすくすることで目標を決めていきます（図3、図4を参照）。

　そうすることで次は何をするかという考え方が習慣になるようにします。症状が良くなってくると、患者さんは、「次は何を作るのか」と聞いてきます

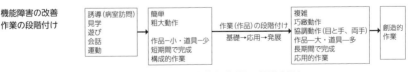

図3●機能障害の改善と作業の段階付け

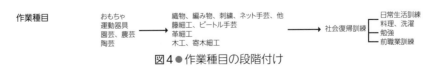

図4●作業種目の段階付け

し、他の患者さんの作品を参考にし、自分なりに「次はどうしたい」という
目標を持って、計画を立てるようになります。さらに、自分は「これを作り
たい」と目標を決められるようになればベストです。このときには作業に習
熟し、失敗を繰り返し乗り切ることで、機転を効かせ、応用を図り、創造す
る力が養われてきます。失敗を乗り切り、新しい段階に臨むことで試行錯誤
することを学習していきます。これは自己統制力も同時に養われます。患者
さんに特徴とも言われる、失敗に弱い、耐久力も持久力、持続力にも弱い、
いわゆる脆弱性の改善にもなります。

［評価6　他の人に教える］

　人は、乳児、幼児、児童と家庭の中が社会生活の場でしたが、幼稚園また
は保育園を経て、学校や仕事で社会の中で生活するようになります。社会生
活は助けたり助けられたり、教えたり教えられたりという人間関係のつなが
りの中で生きています。

　そのため、誰にでも1年目は新人の時代があり、教えてもらうということ
が依存の関係にもなります。2年目になると仕事にも慣れ、ある程度自分で
仕事ができるようになる、いわゆる自立のときとなります。3年目になると
おおかた仕事ができるようになり、後輩もでき、今度は自分が教える側にな
ります。教えられるようになって、人の世話ができるようになって一人前と
言えると思います。一人前になるには、世間一般でよく言われる「石の上に
も3年」という辛抱が必要です。また、何らかの技術を要するものは10年
やってやっと一人前とも言われ、人が育つには時間がかかります。よく聞か
れるのが仕事をバリバリできる人が出世して部下を指導する立場になると、
指導することが負担となり、うつ病になる人もいます。また、患者さんで仕
事ができるのにすぐやめてしまう人がいました。理由を聞くと、1年もいる
といろいろプライベートのことを訊かれるようになるのが嫌なのと、指導的
立場になるのが嫌だからと言いました。そのため転職を繰り返していまし
た。作業療法では、モノ作りを通して、教えられたり、教えたりの体験がで
きるようにします。

　「2. 状態像評価」の項目として、縦列に、7) 笑顔、8) 服装、9) 挨拶、
10) 会話、11) 参加度、12) 道具の準備、片付けがあります。これらの項目
は社会性を示しています。横列には作業療法場面評価と同様に5段階を表記
しました。この状態像変化は、作業療法場面評価の段階をあげるアプローチ
をしたときに段階的に見られた患者さんの反応の変化の推移を示したもので

す。この推移を示した反応が随時見られたら、作業療法士のアプローチがうまくいっているという指標にもなります。

　アプローチの方法として、上記の5段階の評価を進めていくための作業療法士のアプローチの方法について以下にあげていきます。

　その前に、この一連の流れを追うために、また客観的な評価とするためには、作業種目を決め、工程を一定にして評価ポイントを一通り決めておくことによって、患者さんをはじめ誰にでも変化を分かりやすく、見えるようにすることができます。また、作業療法士にとっても工程もその説明も一定にしておくと比較しやすく、病気による反応の違いなども分かりやすくなります。

　例として、革細工の本を**写真1**のように教本となるものを揃えておきます。

　これらの教本の中から**写真2**のように基礎、応用、発展（創造）と、その中から作品を10個、基礎、応用、発展を分類して選んでおきます。教本は、必ず、市販の本を使います。これは、一般の人が使っているので書店でも入

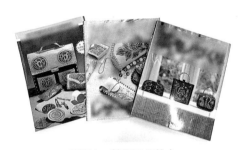

写真1●革細工の教本

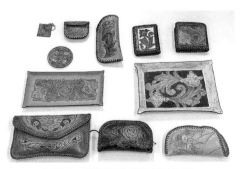

写真2●革細工の段階付け作品

手しやすく同じようにできるというメリットがあります。さらに、作るページ以外の作品にも興味や関心を持ってもらい、将来的にこれを作りたいという意欲の喚起にもつなげます。そしてこのことは、「評価2」の指導を求めるという項の横列4の下段にある、本や遊び会話をして待つことができるかの観察ポイントにもなります。

1 作業療法場面評価へのアプローチの方法

1 作業種目に対し、自分で考え行動する

ステージ1：具体的な指示、誘導を必要とする

　この場合、まず、1段階目として本の中から、作品を2つ（**写真2**）のキーホルダーかコースターのどちらかを選んでもらいます。本を見てもらいながらやって見せたり、言って聞かせたりして実際にやってもらいます。このときは、理解を求めるのではなく、ただ教本となるものを見せるだけです。2段階目は、キーケースか小銭入れから選択してもらいます。キーケースの場合は、図案を小銭入れと同じにします。3段階目は眼鏡ケースで、2段階目、3段階目は教本に文字がなく図案だけです（**写真3**）。

ステージ2：説明と指示、誘導をいくらか必要とする

　写真4は作品の4段階目の札入れと**写真5**は5段階目の定期入れです。1段階目や2段階目と比べ、本の**写真4**と**5**のどちらの本にも説明文があります。**写真5**の定期入れの方が札入れに比べて、文字が細かく説明文も長いので、2つの作品を作ることで、文章を読み取る能力がどれだけあるかを見ていきます。教材となる本には、文字の大きさが大きいものと小さいもの、文字数の少ないものと多いもの、どちらも用意する必要があります。そして、

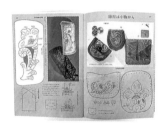

写真3●革細工の教本　小銭入れ、眼鏡ケース

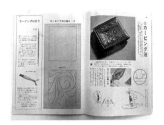

写真4●札入れ

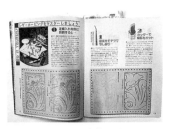

写真5●定期入れ

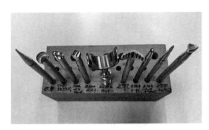

写真6●革細工の基本工具

患者さんの状態に合わせて、どれを使うかを判断することが大事です。教本を見てもらいながら工程の説明をしますが、**写真4**の文字は、**写真5**に比べて見やすいかと思います。この文字をすっと読む人と読めない人で脳機能の低下などの問題があるかないかの判断の目安となります。また作業のできる人は、慣れてくると自力で工程を進めていきますが、分からないときに聞くことができるか、聞かずに自己流でやってしまうかが行動評価のポイントになります。

ステージ3：説明だけで動き、説明書を見ない

ステージ3でも本を一緒に見てもらいながら、作業指導のための説明をしますが、患者さんは本の説明は見ようとしない段階です。**写真5**の定期入れは工程の見出しは大きいですが、説明文は細かいので理解しにくいです。しかし、機能回復が進むとともに読解できるようになります。

ステージ4：説明書を見て行うが、予測行動はとれない

写真3で説明しますと、右側の小銭入れの場合は、図の刻印の記号番号と実際の基本的な刻印工具の説明をします。刻印セット（**写真6**）の記号との関係を理解すると、左側の眼鏡ケースを作るときには説明なしでも図に沿って刻印を打っていくことができます。さらに意欲的な人は分からない番号があると聞いてきます。そして、患者さんは、**写真4**の教本の札入れに段階が進

むと次のページを見るようになります。さらに、材料がどれだけ必要かを考えるという予測行動が取れるようになります。作業療法士は、患者さんのこのような予測行動の変化を見ていきます。予測ができないと材料を無駄にします。例えば、革細工の染色をするときに染料を染める範囲に対し、どれくらいの量が必要かを考えないですると、さらにたくさんの染料を使うことになります。

　これは経験もあるので、無駄にしてみないと分かりません。やってから、「こんなに余った」と言えるかどうかです。そういう意味では、無駄と思える体験をしてもらう必要があります。革細工のときは、型紙を革に写すときに革を無駄にすることが多いので、「革を切る前に見せてください」と指導しておくことが必要です。

ステージ5：説明書を見て行い、予測行動がとれる。

　図5、6は北欧織の1段階目と2段階目の作品（敷物）の図案です。全体を見ると寸法が書いていないところがあります。脳機能に問題のないステージ5の人は図の全体を見て、寸法がないところに気付いて聞いてきます。また縦の寸法が分かれば、さらに、中の寸法を計算して割り出すようになります。ところが何らかの問題がある人は、図案や寸法を無視して織り続けます。途中で気付く人もいれば、作業療法士が「何センチ織りますか」と問いかけをするまで気付かないこともあります。この一連の工程の中で、自分で考えて行動しているかが分かります。分からないときは聞くことができるかも見ることができます。また、図案は一緒ですが、配色は自分で決めてもらいます。このとき、うつ状態の人は配色が決められないことがあります。そのときには、2者択一や3者択一といった選ぶ条件を次第に増やすようにして、患者さんの判断や決断を求めます。判断や決断は治療の流れの機能の回復のところにもありますが、作業を通じて、工程の中に配色や寸法を決めるなどを組み込んでおくと回復を図ることができます。

　また、ステージ4と5の予測行動がとれるか否かについては、具体的に言うと指導中にはさみが必要と分かると、作業療法士に代わり、はさみを用意するなどその場面の状況を読み取って行動することができるかどうかです。他にもどんな道具が必要か、寸法が書かれていないときは他のページを見てみるなどができるかです。これは作業療法士がその状況を工程の中に組み込んでおくと評価しやすいです。

　作業療法士にとって、上記の状況を考えて設定するまでが大変ですが、作ってしまえば評価基準が同じなので、観察しやすいですしアプローチが楽

手織り（北欧織り）1／敷物1：平織り

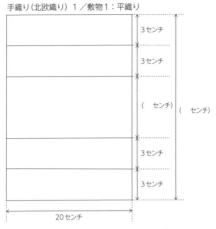

図5●北欧織　敷物1図案

手織り（北欧織り）2／敷物2：たて縞

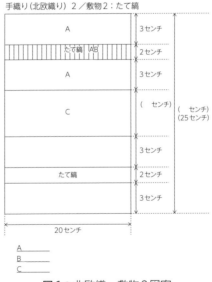

図6●北欧織　敷物2図案

になります。

　患者さんも作業療法士も他の人もそうですが、何をすればよいかが分かってくると自発的な動きが増えてきます。その自発的な動きが出にくいのが、主に統合失調症の患者さんです。他の疾患の人は習得が早いです。もちろん

その動きができるには、はさみや道具がどこにあるか分かるように作業療法室の中を配備しておく必要があります（p.58参照）。

　症例K：解離性障害、36歳、女性：初回から自発的に「○○です。退院までに2回しかできないのですが、よろしくお願いします」と挨拶しました。革細工作業で、型紙を作り、革を切る段階になるとはさみを取りに行きます。作業をしながら、周囲で鉛筆を必要としている患者さんがいると近くにある鉛筆をさっと取って渡しました。周囲に気を配り、状況判断が早く、素早く行動しますし、人の世話もできます。このような人は申し分ないようですが、逆に、人に気を遣い過ぎて自身が消耗してしまいます。この行動が目につくようでしたら、やり過ぎないように助言します。自分自身をコントロールするのが難しいようで、何回も入退院を繰り返す人もいます。また、作業がどうしても理解できないか覚えられないときや、間違ったやり方が固着してしまうと、患者さんが意欲をなくすこともあります。このようなときは、別の作業をしてみると改善されることがあります。

　症例L：統合失調症、30代、女性：短大卒で銀行に就職間もなくに発症し、自宅で10年過ごした後に、家でも扱い兼ね入院となりました。作業療法を処方され、当時担当したOT実習生がネット手芸に誘導、その作品が**写真7のAのキャンディボックス**です。**写真7のB**のように斜めに糸を刺すことが覚えられず、真っすぐにしか刺せない状態が続きました。そのため、編み物作業でマフラー作りに変更しました。マフラーを完成後に、また別の状差しで斜めに刺す図案に再度誘導してみたところ、**写真8のA'の状差し**の作品となり、できなかった斜め刺しができるようになりました。このような例は他の患者さんにも見られました。

　作品Bと作品B'は双極性障害の50代の女性患者さんの作品です。たまた

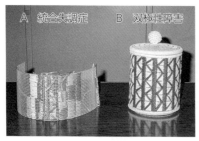

写真7●キャンディボックス

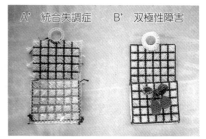

写真8●状差し

ま実際にやってみたことですが、この間をあけてやってみる効果は、レミニセンスと言う現象と同じかと考えます（高木貞敬『記憶のメカニズム』参照、岩波新書）。このレミニセンスというのは、アメリカの心理学者ジェームスが残した不朽の名言と言われている「水泳は冬の間に上達し、スキーは夏の間に上手になる」というものです。

　これは、夏の間によく泳ぎ、みっちり練習をつんでおけば、冬休んでいる間にいつの間にか水泳が上達していること、また、冬の間にスキーをしっかり練習していけば、夏休んでいる間にスキーが上達しているという不可思議な現象のことを言い表しています。これは水泳やスキーに限ったことではなく、一般の技術についても、あてはまる事実として紹介されています。つまり、例としてあげた統合失調症の患者さんのように、別のことをして休んでいる間に学習したものが頭の中で整理され上達するというものです。

2　指導を求める

　表1（p.74）の「指導を求める」の項目は、上段の「指導を求めない」と下段の「指導を頻繁に求める」という2つのタイプに分かれます。まず、上段の「指導を求めない」タイプは統合失調症の陰性症状、うつ病や双極性障害のうつ状態を主軸とするタイプで、指導を求めてくることは少ないです。下段は陽性症状を主軸とするタイプや不安感の強い人、依存性の高い人で指導を頻繁に求めてきます。「指導を求めない」タイプも1〜5のステージについて以下に説明します。

　ステージ1：「下を向き、指導を求めない」

　作業が決まっていれば患者さんがどこで分からなくなるか予測がつきますので、手が止まったらそばに行き、「分からないところがありますか」と聞きます。分からないことが分かり、それを言えるか言えないかを見ます。言えるようになったら、ステージ2です。

　ステージ2：「目で追う素振りを見せるが、指導を求めない」

　患者さんが目で追う素振りを見せるまで作業療法士は少し離れたところで他患指導しながら待ちます。目が合ったらそばに行き、分からないところを聞きます。患者さんによっては、何と言って聞いたらいいか分からず、聞けない場合もあります。そのときは、「○○が分からないのですか？」などと具体的に聞いてみます。これぐらいは分かるだろうと作業療法士が先入観を持って見てしまうことは避けなければなりません。これが作業療法士に求められる機転、創造性です。

ステージ3：「キョロキョロと探し、そばに行けば指導を求める」

患者さんがキョロキョロと探す素振りを見せるまで作業療法士は離れた場所でそれとなく待ってから指導に行きます。

ステージ4：「自席から指導を求める」

自席から「先生」と呼ぶまで作業療法士は行きません。「先生！」と呼べるようになったら、次のステージ5です。

ステージ5：「自ら指導を求めに来る」

指導を求めに来るまで待ちます。こうなれば社会に出ても自発的に援助を求めに行けるという大まかな指標となります。

下段の「指導を頻繁に求める」

依存性が高く不安感の強い患者さんに多く見られる反応に多いです。

次に、下段の「指導を頻繁に求める」タイプは、統合失調症の陽性症状や双極性障害の躁状態を主軸とする、あるいは不安感が強かったりする依存性が高かったりする人で、指導を頻繁に求めてきます。このタイプを1～5の各ステージについて、以下、説明します。

ステージ1：「指導を頻繁に求め、待つことができずに席を立つ」

この段階の患者さんは、絶えず「先生」「先生」と他の患者さんの指導中でも声をかけてきます。そのため、始めは呼ばれたらすぐに応じるようにします。

ステージ2：「指導を頻繁に求めるが、5分ほど待ち、指導を求める」

患者さんから呼ばれたら意図的に5分ほどしてから指導に出向くようにします。

ステージ3「指導を求めることが減り、10分ほど待ち、席を立つ」

作業療法士はステージ2と同じく、今度は5分ではなく、10分ほど待ってもらってから指導に行きます。落ち着いてきたら、ステージ4まで待ちます。

ステージ4：「待つ間に、他のこと（本や他者の作品を見る、他者と話す、遊ぶ）をして待つ」

患者さんが他のことをしながら作業療法士を待てるようにしていきます。

ステージ5：「教本、説明書を見ながら待つ」

この待つ間に、人によっては作業の試行錯誤をして「分かったみたい」と、患者さんからの嬉しそうな報告があります。

3 間違いや失敗したとき、やり直せる

ステージ1：「間違いや失敗が分からない」

作業療法士が間違いを指摘しないと分かりません。間違いや失敗を指摘すると自信をなくしそうな場合は、本人が気付くまで指摘しません。見つけたときには「よく分かりましたね」とフォローすると笑顔を見せ、自信につながります。

ステージ2：「指摘されれば、間違いが分かるが、自分で直せない」

患者さんは間違いや失敗を指摘されれば理解できる段階ですが、患者さんは直せない段階です。その場合は作業療法士がやり直して見せます。

ステージ3：「間違いや失敗は分かるが、自分で直せない、または嫌がる」

患者さんが間違えていることは分かるがどこを直せばよいのか分からないか、たとえ分かっても面倒がって直さない。分かっても直すのを嫌がる場合は作業療法士が直します。

ステージ4：「間違いや失敗を直すために、指導、援助が必要」

間違いや失敗が分かっても直すことに躊躇がある場合は、始めは作業療法士が直します。作業療法士が直し始めると、患者さんが直してもらうのが申し訳ないと思うのか「自分で直します」と言うことがあります。なかなか直したがらない患者さんの場合は、何回目かの直しの後に、「次は自分で直してくださいね」と言うと、大方の患者さんは次回から、または次の作品から直します。

作業療法中にはこのような患者さんと作業療法士の駆け引きがあります。作業療法士には、絶えず次の目標のステージがあるわけですから、そこを考えながらアプローチすればよいので患者さんの変化を焦らずに待ちます。

写真9のペン立ての作品は2枚の板を直角にして貼り合わせたのを2組作

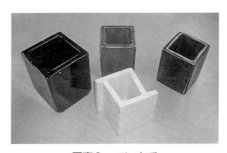

写真9●ペン立て

り、その2組をさらに貼り合わせて四角にします。ところが手前のペン立ては2組の角が直角でなかったために他のペン立てのように真四角になりませんでした。そこで直角にするのを止め、写真の手前にある作品の形にしました。患者さんは丁寧にやすりかけと塗装をしたので、とても良い作品に仕上がり、周りの人から褒められて嬉しそうでした。「7回も入院したので、もう入院したくない。働いては入院していたのでもう働きたくない」と言われ、その後は入院していません。このように本来の作品の形とは異なっても、周りからの評価があったり、本人が納得する形で間違いや失敗を修正して作品を完成できれば症状の改善に繋がります。

ステージ5：「間違いや失敗に自ら気付き、自らやり直す」

言葉の通り患者さんが間違いや失敗を自力で修正できる状態です。ただし、それでよいかなどの確認を求めるなどの慎重さも有します。

4　作業を完成する

ステージ1：「少しやってはやめてしまう」

ステージ2：「間違えたり、失敗するとやめてしまう」

ステージ2はステージ1と似通っていますが、ステージ1の場合は間違えたり、失敗しなくともやめてしまう状態で、誘導にも応じないことが多いです。ステージ2の場合は、誘導しても応じず、作品は放置されます。その場合は作業療法士が直したりしたり、やり直しをします。

ステージ3：「完成するために指導、援助を頻繁に必要」

作業を指導するだけでなく作業が進行するように手伝います。ただし、手伝い過ぎると「これは自分が作ったのではない。先生が作った」と言われてしまうこともあるので、手伝い過ぎていないか注意が必要です。

ステージ4：「完成するために指導、援助をたまに必要」

作業が面倒になって進行しないときには、声を掛け気分転換を図ってもらいます。少し手伝ったり、一時的に別の作業に切り替えてみることも必要です。その後に再誘導を行いますとたいていは続けて行い、完成に至ります。

ステージ5：「自分の力で完成できる」

繰り返しになるかもしれませんが、これは失敗しても試行錯誤しながら作業を遂行できるかということも含みます。

この試行錯誤とは、「1」の自分で考え行動すると「3」の間違えたり失敗したときにやり直せるかの項目にも通じます。作業工程が同じであればどこで間違えるかが予測できます。そこで、どこが間違えているか自分で探して

もらいます。また間違いが分かったら自分で直せるように指導します。これを繰り返しているうちに自分で直せるようになります。それがステージ5にした理由の一つです。試行錯誤しながらも、自分の力で完成できればステージ5になります。

5　新たな作業に取り組む

ステージ1：「作品完成前後に休む」

　完成前になると休んだり完成後に休む患者さんがいます。完成前に休む患者さんは、完成させて次の作品に取り組むのに不安を感じている場合があります。度重なるようでしたら、そのことについて患者さんと話し合います。答えを言うのではなく、なぜ完成前に休むのかを考えてもらい、表現できなさそうなときには「ひょっとして、難しいと思っていますか」などと具体的に聞いてみます。無意識にそうしていることがありますので、認識してもらうことが必要です。また完成後に休むのは、完成させるとほっとするのか、または作業療法をやめたくなる場合もあります。そのため、完成で終わりにならないようにその日のうちに、次の作品にとりかかってもらうようにします。このあたりは進行状況を配慮しながら、操作します。これは、作業療法士が知識として頭に入れておき、経験を積んでいくしかありません。

ステージ2：「自分で作品を選択できない」

　作業導入時患者さんに「作りたいもの、やってみたい作業がありますか」と聞くと「分かりません」「簡単なのがいいです」「どんなのがありますか」と聞いてきます。作品や作業種目をいくつか見てもらいながら、どれをやってみたいか再度聞いてみます。その際、患者さんにはどれを選んでも最初は簡単な作品から始めること、難しさや根気がいるのはどの種目も同じであること、そのため、途中で嫌になっても作ってみたい種目を選んでもらうように話します。なかなか選べそうになかったり、説明をしても理解できそうもない状態であることが予想される場合は、二者択一にして選んでもらいます。

ステージ3：「種目をいろいろ変えたがる。または能力以上、以下を選ぶ」

　作業種目の作品を1つ、2つ作ると別なのがいいとコロコロ変えたがる場合があります。また、「こんなのがいい」とこれまでにしたことのない作業なのに革細工であれば札入れやバッグをいきなり作りたがることがあります。現実見当識ができない状態とも言えます。その場合は、「急には技術的に無理なので、それが作れるように簡単なのから作りましょう。普通はこれから作っていきます」と説明しますと、簡単なものから始めるようになります。

大学病院など、入院期間が短いため、入院だけでは目的のものを作れるようにならないため外来の作業療法があれば続けます。大きい作品などは完成できないと材料が無駄になることも説明しますが、たいていは、他の患者さんがしているのを見て納得してくれます。状況を理解できるようになると現実見当識が養われていきます。

　ステージ4：「規定作品に、順次、取り組める」

　規定作品というのは、作業療法士が作業を10段階に段階付けておいたものです。習い事などはほぼ基本、応用、創造（発展）と習得コースがあります。作業療法の作業もそうであってよいと考えています。社会の仕組みにそって習得していくことができるかは大事なことかと思います。中には、応じず自らの独創性を希望する人もいます。芸術的なことに優れていたり、規定にはまることをよしとしない人もいます。この場合は、作業療法場面で言うとステージ3になります。個人の思いを尊重して個別に対応しますが、経験上で言うと、患者さんの場合は安定性に欠け、再発しやすいように見受けます。数値的にデータを取っておけばよかったと反省しています。

　ステージ5：「自ら、本より自分の能力に応じたものを選び、取り組む」

　基礎、応用、発展と進んだ後に同じ種目で、自分の作りたいものを作るよう指導します。このときに自分の能力を考えた作品を選ぶかどうかを見ます。また、入院期間などが限定されているときに、作業の難易度を考えて選べるかを見ます。

6　他の人に教える

　ステージ1：「教えることができない」
　ステージ2：「自分はできても教えるのを嫌がる」
　ステージ3：「指示されれば教える」
　ステージ4：「聞かれれば教える」
　ステージ5：「自ら他の人に教える」

　どの場面、どの状況でもそうですが、場面を他の患者さんと共有するということは患者さん同士で何かしら影響し合います。そして、私がこれまで紹介してきた作業療法の手法では、取り組む作業の種目、段階、工程が同じです。そのため、作業療法士が他の患者さんを指導していて手が離せないでいると、お互いに聞き合ったり、教え合ったりという環境が自然にできてきます。

　他の患者さんに教えることができない場合は、「人に教えてみないと自分が分かっているか分からないので、やってみてください」「間違って教えても、そばで見ていますからやってみてください」「仕事に就いたら、始めは新人なので上司や先輩に教えてもらってやれるけど、自分できるようになったら、必ずまた新しい人が入ってきます。今度は自分が教える立場になるので、今から練習しておいてください」と、作業療法士が話すとたいていは了承します。ただし無理強いせずに一歩引き、「次のときはやってみてください」と言っておくと、後日、たいていはできるようになります。または他患を指導中のときに「お願い。教えてあげてください」とやや意図的に状況を作ります。

　ステージ5の場合は、患者さんの病状によっては他の患者さんに過干渉になる場合もありますので、相手の患者さんに支障がないか見ておきます。その場合は「有り難う。あとは私がします」とやんわりと断ります。

2 状態像評価へのアプローチの方法

7 笑顔
ステージ1：「見られない」
ステージ2：「わずかに笑う」
ステージ3：「ニコリとする」
ステージ4：「声を出して笑う」
ステージ5：「状況に応じて笑う」

　上記のステージにはアプローチの方法はありません。作業療法士自身が絶えず笑顔でいることです。ステージは1〜5までが回復の目安になります。作業療法がうまくいけば順次変化します。作業療法士にとっても、無表情からわずかに笑うのが見られると嬉しくなります。次はニコリとするところを見たいと思って作業療法士は頑張ります。笑い声を耳にすると嬉しくなります。さらにこだわりなく、普通に会話の中で笑顔が見られるようになると作業療法士にとっての「やった！」となり、仕事をする喜びでもあります。

　余談：ある女性患者さんは、作業しながら「とてもつらい経験をしたので、何も感じなくなってしまいました」と語ってくれたことがあります。何とか笑顔を取り戻してほしいと思いました。そう話してくれたことが回復の

一歩と考えられます。

8 服装

ステージ1：「季節に合わない服装、場にそぐわない病衣、不自然な服装」
ステージ2：「いつも同じ服装」
ステージ3：「服装が変わる」
ステージ4：「化粧、整髪をする」
ステージ5：「TPOに合わせた服装」

　ステージ1の「季節に合わない服装」というのは、夏なのに冬の服装であったり、その逆であったりします。これは認知症の患者さんにも見られます。

　ステージ4の「化粧、整髪をする」というのは、症状が回復するに従い、患者さんの身だしなみが良くなってきます。化粧をしたり、美容院や理髪店に行くようになったりします。なかには、急に濃い化粧や華美な服装をしてくる人もいます。この場合は躁状態になっている可能性があります。また、患者さんが急にきれいになることもあり、このときも要注意です。

　特にアプローチをするというわけではないのですが、作業療法士がユニフォームを着る場合は別ですが、私服の場合は少し流行を取り入れるなど身だしなみに気をつけます。これは社会を反映するという意味があります。また、患者さんが服装を変えたり、髪型や服装に気を付けてきたりするようになったら、自然に褒めます。

　単科の病院では日常生活訓練から朝の整容や病衣や寝間着から着替えますが、大学病院などでは日中も病衣のままでいることの方が多いです。外来と入院の作業療法が一緒ですと、なかには外来の患者さんと一緒であることから私服に着替えたり、また退院が近づいた患者さんが私服に着替えたりと社会性が出てきます。

9 挨拶

ステージ1：「なし　目をそらす」
ステージ2：「なし　目を見る」
ステージ3：「あり　会釈」
ステージ4：「あり　小さい声で」
ステージ5：「あり　はっきりした声で」

　挨拶は作業療法士の方から声をかけると決めておくと、このステージの変化が分かりやすいです。対人関係の苦手な患者さんはこの挨拶が苦手で、見知った人を見かけると挨拶をしなくて済むようにわき道にそれるなど、人を避ける行動をとります。緊張がとれ、親しさが増し、精神症状が落ち着いてくると次第にステージが上がってきます。この挨拶は、いつも同じ時間や同じ場所で会う人と親しくなるときの状況と同じかと思います。

　明るい声で笑顔の挨拶が交わされるようになると対人関係も向上してきます。

10 会話

　笑顔で挨拶が交わせるようになると、「今日は良いお天気ですね」などの簡単な会話が交わせるようになります。次第に雑談やさまざまな話ができるようになり、親しさが増すようになると思います。そのために作業療法士のアプローチの方法は以下のステージを踏襲します。

　ステージ1：「話しかけに応答しない」
　ステージ2：「話しかけに短い返事のみする」
　ステージ3：「話しかけると話す」
　ステージ4：「必要があれば話す。単数（−0.5）複数（4）」
　ステージ5：「自ら話し、会話が持続する。単数（−0.5）複数（5）」

　ステージ1の「話しかけに応答しない」では、「眠れましたか」「花がきれいですね」などの短い言葉かけで、「はい」「いいえ」「眠れます」などの短い返事で済むような話しかけを行ってみます。返事がない状態がステージ1です。

　「はい」「いいえ」などの短い返事が聞かれるようになったら、ステージ2です。

　ステージ3の「話しかけると話す」では、話しかけると「はい」「いいえ」だけでなく言葉数が増えた場合です。作業療法士が「好きな食べ物は何ですか」など、会話が続くように話しかけの内容を工夫します。

　ステージ4の「必要があれば話す」の場合の単数（−0.5）複数（4）とステージ5の単数（−0.5）複数（5）の違いは、一人の人（作業療法士のみ）とだけ話す場合は4−0.5で実質3.5点、他の人とは話さない状態です。複数の人と必要があれば話しているときは4点です。ステージ5の「自ら話し、会話が継続できる」は相手が一人だけ（作業療法士のみ）の場合は、5−0.5とな

り実質4.5点となります。複数の人と会話ができる場合が5点になり、会話
のキャッチボールができる状態です。

　統合失調症の患者さんは対人関係に問題があり、会話が成立しにくいで
す。雑談や具体的な相談ができるようにすることが目標です。患者さんの中
には、うつ状態から躁状態に変わると話し好きになり、急に会話が増えま
す。場合によっては過干渉になって他の患者さんに声をかけ過ぎることがあ
ります。いずれも、誰とどれだけ会話をするかという程度の問題です。統合
失調症でも感情障害のときは同じようになります。

　また作業工程の中には、作業の内容が複雑であったり、単純作業になるこ
とがあります。複雑な作業のときは、手順など多くのことを考えるため会話
をする余裕がありません。逆に単純作業の繰り返しになると余裕ができ、会
話ができるようになります。そのときに会話ができるかどうかも社会生活を
する上では大事なことです。

　過集中をしていると周りで起きていることが分からなくなります。周囲の
ことにも気を配れていることが大事です。これは注意の分散ができているか
ということにもなります。過集中は、発達障害の人にも見られます。

　統合失調症の患者さんの症状の一つに周囲への無関心ということもあり、
周りで何が起きているか分からない状態です。若いときに勤めていた病院で
は若い看護師さんから「病室で患者さんが気付かないのか、寝ている患者さ
んの上を歩いて行った」という話を聞きました。また、隣で人が亡くなって
いても知らぬ顔していた、といったこともあるようです。

　私は作業療法中に雑談を入れたりしますが、そのときに他の患者さんにも
話を振ってみます。そのときに、作業をしていても話に加わってきたり、一
緒に笑ったりしているか、他の患者さんの話を聞いているかを確認します。
これは注意の集中、分散ができているかの判断になります。また、対人関係
が苦手であることが多いので雑談はとても大事です。いろいろな疾患の人が
混じっていると互いに影響し合い、自然とグループセラピーの場となりま
す。6、7人ぐらいのグループが効果的です。作業療法士が他の患者さんを指
導中に、作業が分からない患者さんは指導待ちになります。そのときに患者
さん同士で、病気の話や家族の話などをしています。幻聴の話をしていて、
「そうか自分のも幻聴なのだ」と気付くこともあります。また道具や本を少
なくしておくことで、道具や本の貸借も交流のきっかけになります。もし貸
借ができない場合は、患者さんが作業療法室にいることに慣れてきたら、
「○○さんから借りてください」と声をかけます。

これらのことができるようにするためには、日頃から、強制しない自由な
雰囲気が必要です。

11　参加度
ステージ1：「指導、誘導に応じない」
ステージ2：「指導、誘導があれば出席する」
ステージ3：「自発的に出席するが、欠席が目立つ」
ステージ4：「欠席はないが、休憩が目立つ。または休憩をとらない」
ステージ5：「適宜休憩をとり、作業を継続できる。休憩時、遊ぶ、会話す
　　　　　　る」

　参加度は患者さん一人ひとり違います。統合失調症の患者さんは自らやり
たいといってくる人もいますが、まず少ないです。やりたいと希望する患者
さんの多くは、統合失調症以外の患者さんです。そのため、患者さんはまず
来てくれないものと思って接することが必要です。
　作業療法の処方箋が出されたら、まず、患者さんを病室まで迎えに行きま
すが、なかなか誘導に応じてくれない場合がよくあります。そのときは、い
つも同じ時間に10分か20分一緒にいるようにします。病室に行くと避けら
れる場合は、いつも同じ場所で患者さんから見える所にいることにして、患
者さんが寄ってくるのを待ちます。これは患者さんの状態によります。新し
い環境や人に慣れるのに時間がかかりますので、根気がいります。半年か
かった人もいれば、1年、2年とかかった人もいました。外来などで、1度来
た人の場合は葉書を出したりしています。看護師さんや、主治医の先生が一
緒に来て下さると誘導しやすいです。
　また、外来や事業所などの場合は家族の送迎が欠かせません。これも半年
から1年ぐらいかかります。このときは自立を目指し、自力で通えるように
状況を見て患者さん、利用者さんと相談して通院通所方法を決めていきま
す。公共の乗り物で通えるようになるにも、段階を踏んで行います。
　例えば、20年引きこもっていた利用者さんは、単独通所を片道から始め、
最初はバスの運転手さんの後ろに座ることで周りの人が目に入らないように
し、次にバスの中ほどに、次に後ろにと状況を順に変えていきました。混雑
しているときは、「降ります」と言えないために前に座っていましたが、後ろ
に座ったときは、次のバス停まで行ってしまったこともあるそうです。お金
を払う、カードを買う、積み増しをするなど体験の目標を決めてできること

を徐々に増やしていきました。単独通所ができるまでに3年近くかかっています。

12 道具の準備、片付け
ステージ1：「できない」
ステージ2：「指示、誘導があれば行う」
ステージ3：「準備、片付けるが中途半端」
ステージ4：「自分のことのみ行える」
ステージ5：「周囲にも気を配り、なおかつ行える」

ステージ1の「できない」では、最初は準備も片付けも作業療法士がしますが、慣れるに従い、患者さんが徐々に自発的にするようになります。患者さんが自発的に行うのは片付けからが多いです。片付けの指導は、作品ケースから始めます。これは作業をしたい場合は、自分から取り出せばよいですし、終わりたかったら決められた場所に片付ければ良いからです。道具の片付けというのは、場所さえ分かれば、片付けることができますが、準備は工程が分かり、道具が分からないとできるようにはなりません。

ステージ2の「指示、誘導があれば行う」では、作業工程も道具も分かっていてもしないときは、「片付け」を指導します。準備も他の患者さんの指導中のときなどに「自分で出してきてください」と誘導します。仕事に就けば準備片付けができなければ仕事になりません。患者さんにはその説明をするときもあります。

ステージ3の「準備、片付けるが中途半端」は言葉通りです。できるのにしない場合です。注意散漫であったり、疲労してできない場合もあります。

ステージ4の「自分のことのみ行える」も言葉通りです。患者さんが作業工程も覚え、ほぼ自力で準備や片付けができる状態です。

ステージ5の「周囲にも気を配り、なおかつ行える」は、他の人が使った物も片付けることで、人の世話ができる状態です。これは作業療法室が自由な雰囲気がないと見ることができません。良くなってくると作業療法士の手伝いをしてくれるようになりますが、注意しなければならないのは、道具や材料を勝手にどこへでも片付けてくれる場合です。後で道具や材料を探すことになるので大変です。この現象は躁状態の人に見られます。患者さんが「これはどこに片付けますか」と聞いてくれる場合は、周囲に合わせることができ、社会性が出てきたとみます。仕事に行っても大丈夫と判断します。

　以上、状態像評価へのアプローチの仕方について述べてみましたが、内容が重複しているところもあるかと思います。このように繰り返しで覚えるようにすることも、患者さんが作業を繰り返し行うことで覚えるのと同じかと思います。

第**9**章 ┃ **作業の組み立て方**

　社会生活能力を養うための治療目標を達成するためには、第6章の図1の
「治療の流れ（全体図）」（p.56）で示したように「作業を段階付ける」必要が
あります。

　「作業の段階付け」の始めとして第6章の繰り返しになりますが、図1の
「機能障害の改善と作業の段階付け」では誘導、見学、遊び、会話、運動などに
なっています。これらの種目は、あくまでも次のステップに進むための最初
の取りかかりです。図2の「作業種目の段階付け」では、次のステップとして
作業種目（織物、編物、刺繍、革細工、籐細工、ビートル手芸、ネット手芸、木

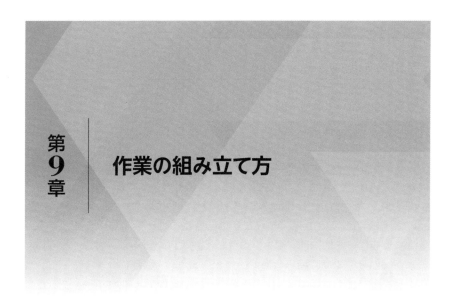

図1 ● 機能障害の改善と作業の段階付け

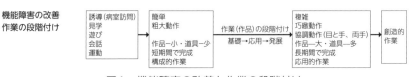

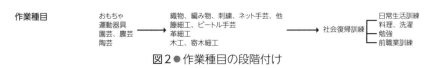

図2 ● 作業種目の段階付け

工、寄木細工、他）を行い、それをこなした後の段階として社会復帰訓練があ
ります。この流れは基本ですが、患者さんの状況によって、変わります。

　遊び的、動作的な作業から次の作業に進む段階、または見学から入り、何
となく作業をしてみたいが何をしたいか分からないときは、革細工のキーホ
ルダーかコースター作りを勧めます。場合によっては、いろいろな種目の簡
単な作品を作ってもらいます。その後に、**図1**の段階付けに基づき**図2**の作
業種目より1種目に限定してもらいます。

　これまで述べてきたように、上記の作業種目ごとに基本、応用、発展また
は創造と10段階に作品を段階付けます。つまり、基本が1〜3段階、応用が
4〜6段階、発展が7〜9段階、創造が10段階という分類になります。この作
品の10段階を作るときに大事なことは、教本には市販本を使うことです。
基本の形を作るためには**写真1**のような「初めて本」「きっかけ本」と言われ
る本が分かりやすく、指導しやすいです。また、1種目につき3冊ぐらいか
ら作品を選びます。理由は、作る作品のページを探す（目次を見る）ことから
「調べる」行為の学習してもらいます。いろいろな作品を見ることで興味関
心を持ってもらいます。そしてゆくゆくは、こんなのを作ってみたいという
意欲を育ててもらいます。これは、自分が将来どうしたいかの目標を決める
足がかりとなり、また、一般的な理解度の大まかな指標、評価の一助にもな
ります。

　また、担当している作業療法士が、欠勤や席を外したときに、代わりに聞
ける作業療法士を指定しておきます。このときに、どこが分からないかを患
者さんが説明する、または作業療法士が患者さんにどこが分からないのかを
聞くときに、手順の一定している教本があれば、教え方の違いによる患者さ
んの混乱を減らすことができます。さらに、患者さん自身が自分は何をして

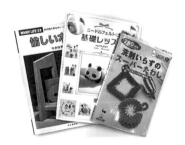
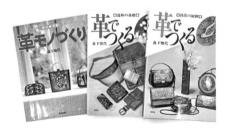

写真1●教本

いるのか、どこが分からないかを説明できることが認知機能の改善と作業の自立（本人の自立）を促すことになります。これは、私が若いときの失敗から学んだことです。その失敗とは私が席を外したときに代わりに助手の方が対応したのですが、患者さんは「先生の教えてくれたことと違う」と混乱して病棟へ帰ってしまったことです。それからは、基本の教え方を統一にすることと、患者さん自身が自分の作業として自覚してもらうことを目的とするようにしました。

　人間関係を築きにくい患者さんと人間関係を築くには、まずこんな人がいると見知ってもらうことから始まります。少し慣れてきたら作業誘導です。患者さんとの人間関係は、患者さんが作業療法士から作業を教えてもらうことから始まります。これは依存の関係です。このとき、作業療法士は患者さんに分かるまで丁寧に根気よく教えます。患者さんに馴染みのない作業から始めることは聞かないとできないため、依存関係ができます。

　そのため職場復帰を急いで望んでいる患者さん以外は、聞かなければできない作業種目を選択してもらうようにします。

　作業療法では手順の繰り返しで手順を覚え、少しずつ自力でできるようにしていき、やがては困ったら人に聞ける、聞かれたら教えるという関係ができるようにすることで自立を図ります。

　なぜ自立にこだわるかというと、依存関係ができた状態で依存する相手が突然いなくなると精神状態が不安定になるからです。シュヴィングの『精神病者の魂への道』（小川信男、他・訳、みすず書房、1966）を読んだときに、印象深いくだりがありました。心を閉ざした患者さんたちがシュヴィングの働きかけによって心を開いた後に、シュヴィングが結婚のため退職しました。頼りにしていた人を失った患者さんの多くはその後、自殺してしまったというものです。

　私自身も同様の経験をしたことから、依存関係を作り上げる必要を感じるとともに、患者さんが自立するようにするには作業で依存関係を作り、作業を自力でできるようにすることで自立してもらうという考えに達しました。そのことを含めて、作業を10段階にして、依存から自立を図るように作業を組み立てたのです。

　そして1種目の作品を10段階にするということは、認知機能の改善を図るのに必要な「中枢神経系の働き」の強化になります。これは障害のところで述べたように統合失調症や他の疾患でも作業が覚えられない、段取りを覚えられない何をどうしたらいいか分からないといった患者さんの状態を改善

するには、中枢神経系の働きを強化する必要があります。

　私は、いつも読んだ本や文献、論文を参考にしながら作業療法をどうしたら誰にでも分かりやすく説明できるかを考え、私の印象に残ったものを活用させてもらっています。

　この「中枢神経系の働き」というのは、人が生きていくためには欠かせない体の仕組みと言えると思います。この働きがなければ、人は考えたり行動したりの学習ができないということになります。図3は、現代人間工学概論の本を読んでいるときに、中枢神経系の働きをとても分かりやすく書いたシェーマです。人が作業をする効果を理論づけてくれると思いずっと活用させていただいています（浅居喜代治・編著：現代人間工学概論、1980、オーム社より）。私たち人間を含め動物は、遺伝的にすでに組み込まれているものをベースに、生まれたときからすぐに、外界からの刺激を受けて生きています。その外界からの刺激（光、音、におい、味、温度、振動、接触など）を視覚、聴覚、味覚、臭覚、皮膚感覚を通して知覚中枢で受け取ります。そしてそれを過去の記憶と照らし合わせ、それがどういうものか思考し、判断し、創造してどうすべきかを決定して運動中枢に伝えます。さらにそれを運動器に伝え、行動や発語という形で外界へ反応しています。外界へ反応した結果を、再び感覚器で捉えて、そこで再び過去の記憶と照らし合わせて次にどうするか、またはそれが何であるかを判断し、どうしたらよいかを工夫したり創造したりしながら修正して、再び運動中枢を通して運動器へ伝え行動するという、言わばフィードバックを繰り返しながら物事を覚え、学習していると考えられます。

　その最初の記憶しているものが比較判断するためのベースとなります。この過程を作業の中で繰り返し行うことが中枢神経系の働きと密接に関わっています。

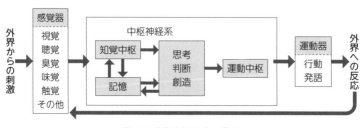

図3●中枢神経系の働き

　もちろん、いろいろな作業種目をすることも一つの方法で、意欲や興味関心を引き出し、短期の治療期間では有効かと思います。

　『現代人間工学概論』（浅居喜代治・編著、オーム社）に書かれている「中枢神経系による統合」を参考にしたので、その原文を参考にしていただくために、一部、その要点を私なりに紹介します。これは人間の体の仕組みを理解し、作業を試みる上でとても分かりやすいです。この本は、この後の第13章で紹介する「再発を防ぐ」でも、疲労のコントロールを理解する上で参考になりました。

＊　　　＊　　　＊

　（…略…）数多くの複雑な器官を1個の有機体にまとめあげているのが中枢神経系の働きであり、中枢神経系によって我々は一人の人間として考え、行動し、生活することができる。脳出血で半身不随になった老人がいかに不自由な生活を強いられているか、精神分裂病の患者が、直接生命の危険はないとはいえ、いかに無為に日を過ごしているか、中枢神経系の重要さを示すこのような例は、枚挙にいとまがない。中枢神経系の統合作用の対象は、大きく分けて2つある。一つは人間の外界との関係であり、もう一つは人間の内部、すなわち内臓諸器官との関係である。中枢神経系を中心とする人間と外界との統合（…略…）感覚器、中枢神経系、運動器は人間の要素で、外界に対する反応を制御している。（…略…）これらの器官はすべて、呼吸、消化、循環と言った系から酸素やエネルギーの供給を受けて働いていることはいうまでもない。外界からの刺激（光、音、におい、味、温度、振動、接触など）に応じて、それぞれの感覚器に興奮が生じ、その興奮が末梢神経（求心性）を通じて中枢神経系に伝わる。中枢神経系ではまず知覚中枢がその刺激を識別する。その際、記憶との照合が行われ、そのものがどんな色や形や性質を持ち、何であるかが分かる。次いでそのものに対し、どのように反応したらよいかが決定されるが、そこでも過去における記憶（経験）が参考になる。こうして行動が決定されると運動中枢に命令が行き、末梢神経（遠心性）を経て筋肉に収縮命令が伝わり、運動や発語が起こる。これが外界からの刺激に対する人間の行動である。さらに行動によって生じた結果が再び感覚器でとらえられ、必要であれば行動が修正される（フィードバック作用）。このようなフィードバックが脳の中には無数にあり、幾重にも重なり合って存在する。この多重ループと、中枢の間にみられる階層性とが、中枢神経系の大きな特徴である。（…略…）

＊　　　＊　　　＊

　脳の働きとしての錐体路と錐体外路の働きがあります。私の古い曖昧な記憶で錐体路と錐体外路の働きを大雑把に説明すると、新しいことを覚えるまでは錐体路を使い（随意運動）、覚えてからは錐体外路を使います（不随意運動）。このような変化は運動学習によって起こり、動作が自動化されます。始めに新しい動作を覚えるまでは一つ一つの動作を考えながら行いますが、繰り返し行うことによって、考えずに動作ができるようになります。ぎこちない動作が滑らかな動作となり、そのために作業時間が短縮します。運動学習による作業時間の短縮とは、言わば技術の向上です。このような作業に見られる運動学習の変化に関して（故）関昌家が生前、金沢大学大学院医学系研究科で研究しており、書籍（作業療法関連科学研究会・編『作業の科学』、協同医書出版社、1999）でも紹介されています。技術の定義には、速度（Speed）・正確度（Accuracy）・フォーム（Form）・適応性（Adaptability）の4つのパラメータが関係しています（Harry W. Jonson：Skill＝Speed×Accuracy×Form×Adaptability. Perceptual and Motor Skills, 1961, 13(2), 163-170）。つまり、これら4つのパラメータを作業に当てはめると、作業を速くできるかどうか（速度）、作業を正確にできるかどうか（正確度）、作業を一定の動作でできるかどうか（Form）、環境が変わっても同じ作業ができるかどうか（Adaptability）ということになります。また、この本の第3章と第13章で革細工の動作を計測したデータを紹介しています。
　作業時間が短縮したかどうかを見るために、作業分析の中に計測方法を考える必要があります。この計測方法として、北欧織を用いる場合、平織という最も基本的な織り方で作業の変化を計測することができます。一つは作業時間を一定にして織り段数を計測する方法があげられます。この方法の場合、一定時間内に織り段数が増えることで作業時間の短縮を見ることができます。もう一つは、作業量を一定にして時間を計測する方法があげられます。この場合、一定の作業量に対して時間が減ることで作業時間の短縮を見ることができます。織り段数が増える、作業量に対する時間が減る、どちらによっても動作が滑らかになっているかどうかを知ることができます。さらに、その結果を患者さんにフィードバックすることにより、患者さんが自分の状態を知るきっかけにもなります。
　次にこの章の本題の作業の組み立て方と作業の段階付けです。図案は決まっていますが、色や大きさ、図案の一部変更などは患者さんが決断するこ

日常生活を制限された人への関わりを学ぶための第一歩

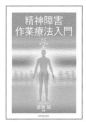

精神障害作業療法入門 改訂第2版

簗瀬 誠●編著

● A5・216頁　定価2,970円（本体2,700円+税10%）　ISBN978-4-7639-2146-8

論理的思考と実践力を養い，日常生活をていねいに再建し，地域での生活を支える作業療法士になる！

本書は，精神科作業療法について，短時間で，無駄なく，最大限の学習効果をあげるための教科書です．統合失調症を中心に，疾患・障害に対する理解と作業療法の目的，そのための実践手順の解説に主眼がおかれています．改訂版ではより具体的に「日常生活の制限－6要因モデル」による作業療法の進め方を提示し，実践例を紹介しています．臨床をイメージしながら，論理的な思考に基づいて退院へ繋げ，地域生活に繋げ，日常生活の安定に繋げる作業療法士としての仕事の核心部分を知ることができます．

また作業療法の黎明期から，近年のMTDLPの活用，地域での作業療法士の役割や多職種との連携，「リカバリー」へという大きな流れのなかに自らの専門を位置付け，役割を理解できます．

初版の著者である編著者を中核とした長年にわたる作業療法士養成教育の経験と，臨床経験を注ぎ込み，入門書として必要なことに絞り込んでわかりやすくまとめています．授業での活用のみならず，臨床実習の参考書としても役立つ一冊です．

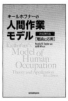

キールホフナーの人間作業モデル
理論と応用　改訂第5版

Renée R. Taylor●編著
山田 孝●監訳

B5・624頁・2色刷
定価9,350円（本体8,500円+税10%）
ISBN978-4-7639-2144-4

Gary Kielhofner（ギャリー・キールホフナー）によって開発され，作業療法士が臨床でクライアントを理解するために必須の知識である「人間作業モデル（MOHO）」を理解し，臨床で活用するための基本図書．

人間作業モデルを理解するために必要な「意志」「習慣化」「遂行能力」「環境」の4つの要素について詳しく解説し，最新の理論を身につけることができます．

また，実際に臨床で適用する際にどのように理論を用い，クライアントを理解し，作業療法を行うのかという作業療法のリーズニングと作業に焦点を当てた介入を行うために必要となる評価法についても，分かりやすく説明しています．

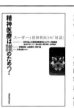

精神医療は誰のため？
ユーザーと精神科医との「対話」

精神医療ユーザー
NPO法人全国精神障害者ネットワーク協議会
精神科医　伊藤哲寛・上田啓司・野中 猛
座 長　八尋光秀

A5・200頁　定価2,750円（本体2,500円+税10%）
ISBN978-4-7639-6024-5

精神医療は誰のために，何のためにあるのか．原点を共に考える試み．

精神医療に対する認識は，ユーザーと精神科医との間で当然違います．ですが，よりよい精神医療・支援のあり方，望ましいリカバリーの実現という共通の目標はもっています．

本書はそこを足場として，精力的に当事者活動を展開するNPO法人全国精神障害者ネットワーク協議会のメンバーと，長年精神医療に携わってきた医師たちが，弁護士の仲立ちを得て，診断や入院・薬についてなど様々な問題を共に話し合った貴重な記録です．リカバリーを共に考える専門職，主役であるユーザー，そして一般の人にも，ぜひ読者として参加し，考えてほしい一冊です．

協同医書出版社

〒113-0033 東京都文京区本郷3-21-10
Tel. 03-3818-2361／Fax. 03-3818-2368
kyodo-isho.co.jp

最新情報はこちらから

  twitter facebook Instagram   ホームページ

作業—その治療的応用
改訂第2版

日本作業療法士協会●編集

B5・192頁 定価3,850円（本体3,500円+税10%）
ISBN978-4-7639-2107-9

作業療法士にとって必須の知識である作業活動について，豊富な図版と詳しい解説で網羅され，各作業活動を治療として活用するために必要とされる基本的知識を習得することができます．

各作業活動は「一般的特性」「治療的活用」とに分けて述べられており，「一般的特性」では，場所・用具・材料，対象となる年齢層や管理といった活動自体の特性について，「治療的活用」では，療法としての背景から，急性期，回復期，維持期各期と対象に応じた活用方法，効用，その他の工夫や応用について述べられています．

基礎作業学実習ガイド
作業活動のポイントを学ぶ

岩瀬義昭●編著
浅沼辰志・佐藤浩二●著

B5・132頁 定価2,750円（本体2,500円+税10%）
ISBN978-4-7639-2113-0

作業活動（手工芸）に共通の材料－道具－工程の構造的連関を捉え，かつ治療的観点とはどのようなものかのポイントを具体的に学ぶためのガイドブック．

「木工」「革細工」「陶芸」の3種目について，それぞれ，本立て，小銭入れ，湯のみの作品製作の過程を追いながら，作業活動に関する理解，その人の障害に関する理解，その人についての理解をもって，作業療法士がどのようにして治療に応用するのかを，作業活動という側面から考える力を養う．学びやすく教えやすい実習書です．

当社刊行書籍のご購入について

当社の書籍の購入に際しましては，以下の通りご注文賜りますよう，お願い申し上げます．

◆書店で
医書専門店，総合書店の医書売場でご購入下さい．一般書店でもご購入いただけます．直接書店にてご注文いただくか，もしくは注文書に購入をご希望の書店名を明記した上で，注文書をFAX（注文受付FAX番号：03-3818-2847）あるいは郵便にて弊社宛にお送り下さい．

◆郵送・宅配便で
注文書に必要事項をご記入の上，FAX（注文受付FAX番号：03-3818-2847）あるいは郵便にて弊社宛にお送り下さい．本をお送りする方法として，①郵便振替用紙での払込後に郵送にてお届けする方法と，②代金引換の宅配便とがございますので，ご指定下さい．なお，①②とも送料がかかりますので，あらかじめご了承下さい．

◆インターネットで
弊社ホームページ http://www.kyodo-isho.co.jp/ でもご注文いただけます．ご利用下さい．

〈キリトリ線〉

注 文 書（FAX：03-3818-2847）

書名	定価	冊数	書名	定価	冊数
精神障害 作業療法入門 改訂第2版	定価2,970円 (本体2,700円+税10%)		**作業**—その治療的応用 改訂第2版	定価3,850円 (本体3,500円+税10%)	
キールホフナーの**人間作業モデル** 理論と応用 改訂第5版	定価9,350円 (本体8,500円+税10%)		**基礎作業学実習ガイド** 作業活動のポイントを学ぶ	定価2,750円 (本体2,500円+税10%)	
精神医療は誰のため？ ユーザーと精神科医との「対話」	定価2,750円 (本体2,500円+税10%)				

フリガナ	
お名前	
お届け先 ご住所 電話番号	〒□□□−□□□□ 電話（　　）　　−　　，ファックス（　　）　　−
Eメールアドレス	＠
購入方法	□ 郵送（代金払込後，郵送） □ 宅配便（代金引換）【配達ご希望日時：平日・土休日，午前中・14～16時・16～18時・18～20時・19～21時】 □ 書店でのご購入【購入書店名：　　都道府県　　市区町村　　書店】

新刊のご案内および図書目録などの弊社出版物に関するお知らせを，郵送または電子メールにてお送りする場合がございます． 記入していただいた住所およびメールアドレスに弊社からのお知らせをお送りしてもよろしいですか？	□ 希望する □ 希望しない

協同医書出版社　〒113-0033　東京都文京区本郷3-21-10　TEL（03）3818-2361
URL http://www.kyodo-isho.co.jp/　FAX（03）3818-2368

とで、患者さん自身の自主性を育てます。

　この作業の段階付けとは、これまで述べてきたように作品を基礎、応用、創造というように作品を10段階に段階付けることを言います。そしてこの段階付けを行うときに必要なことが作業分析です。

　その作業分析の基本は、構成的な作業か、創造的な作業かに分けます。構成的な作業は、手順が決まっていてその手順通りにすれば一定の作品ができます。北欧織で説明すると、道具も少なく、作業手順も一定です。経糸の張り方、緯糸の織り目の緩さ、きつさで作品の出来栄えが違うということはありますが、構成的作業と言えます。しかし、図案を自分で考えて織ることができるようになれば創造的な作業と言えるようになります。これはどの作業種目でも同じことで、やり方を工夫すればどの作業種目も構成的であり創造的になりえます。

　次に図4に沿って、まず簡単か複雑か、粗大動作か巧緻動作か、目と手の協調動作がどの程度必要か、作品が小さいか大きいか、道具の使用は少ないか多いかというように分けていきます。第8章の写真3（p.82）のように説明文がなく図と作品だけで作業療法士が説明するものから、写真4や5（p.83）のように教本の説明文の文字が大きいから小さくなっているか、また説明文が短いから長くなっているかも必要です。

　また、作品を作るための所要時間が1日でできるか、短期間でできるか、それとも長期間かかる作品かなどを考慮して（作品を）10段階に段階付けします。この段階付けに、図5の治療の流れで示した治療目標も加味して考えます。

　写真3は北欧織の作品を上記の作業の段階付けに沿って作品の工程を段階的に複雑にした作品群です。

　10段階の作品を選択して作るまでが大変ですが、作ってしまうと指導のポイント、患者さんの反応、観察のポイントが明らかになり、患者さんの評価をしながら作業療法を進めることができます。

　私がこれを作るきっかけは、患者さんがどうしたら作業ができるようにな

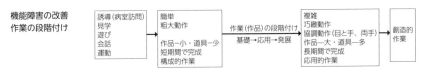

図4●機能障害の改善と作業の段階付け

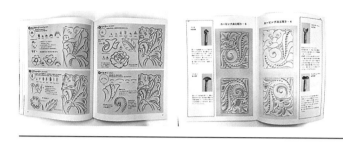

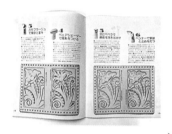

写真2●文字の大きさと説明文

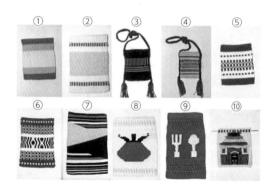

写真3●北欧織の10段階の作品

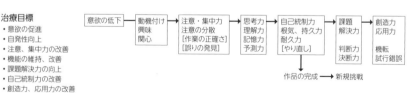

治療目標

- 意欲の促進
- 自発性向上
- 注意、集中力の改善
- 機能の維持、改善
- 課題解決力の向上
- 自己統制力の改善
- 創造力、応用力の改善

図5●治療目標

るかを考えたからです。患者さんに本を見せ、何を作りたいか聞いたところ、初めてなのに難しい作品を選ぶことが多々ありました。また、「一番簡単なのはどれですか」と聞かれることも多かったです。自分の能力を過少あるいは過大評価しているなど、現実検討がうまくできていない様子が見られました。そのため難易度の高い作品が作れるように作品を段階付けましたが、この段階付けは患者さんの回復に合わせながら幾人もの患者さんに試みた結果です。いわば患者さんの力を借りながら、私自身が試行錯誤を繰り返して作ったものです。目標はこの段階付け作業を使って、患者さんに社会生活能力を身に付けてもらえばよいわけです。この段階付けを**写真3**の北欧織で具体的に説明します。

写真3の北欧織の作品は左上から順に①から⑩の番号は1段目から10段目を表します。①の敷物1は、平織の組み合わせで毛糸の色を変えるだけで横縞になっています。②の敷物2は、平織の応用で縦縞が入ります。③のポシェットAと④のポシェットBは、どちらも敷物1の平織による横縞と敷物2の縦縞を組み合わせた作品ですが、ポシェットBは横縞と縦縞をより複雑にした作品になっています。⑤の敷物3は縦縞を複雑にした作品です。⑥の敷物4は敷物3の縦縞をさらに複雑にした作品です。1段目から5段目までが基本の枠組みです。⑥の敷物4は⑤の敷物3の応用で、模様の上下に敷物3の模様が入り、中央の模様が縦縞を複雑にした作品です。6段目からが応用の段階になります。⑦の敷物5は、つづれ織を用いる作品です。

基本の段階で用いる平織は緯糸（横糸）が1段に1本ですが、つづれ織は緯糸が1段につき2本使って斜めつづれ織を織ります。⑧の敷物6と⑨の敷物7の作品は緯糸の入る数が次第に複雑になり、思考力と応用力をつけていきます。

写真4の緯糸の数は、①の敷物5では2本、②の敷物6では3〜7本、③の敷物7では5〜9本、④のタペストリーでは11本と増えています。このように段階が進むにつれて緯糸の数が増え、構成が複雑になっていきます。

次に**写真5**は8段目の敷物6の図案です。中央になるトマトは同じ図案ですが、配色など各自で工夫していることが分かります。段階がここまで進むと、それまで嫌がっていた患者さんたちも織物に対して工夫することで楽しさや面白さを感じているようでした。また、形が綺麗にできるようにとやり直しも厭わず、試行錯誤ができるようになっています。やり直しができるということは、治療目標の一つである意欲のあらわれです。意欲が出てきて、困難にも立ち向かえる力が出てきたという判断ができると思います。

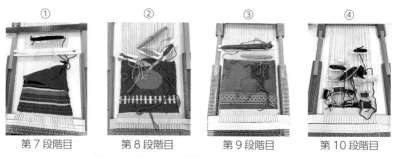

①	②	③	④
第7段階目	第8段階目	第9段階目	第10段階目

写真4●第7〜10段階目の作品と板杼の数

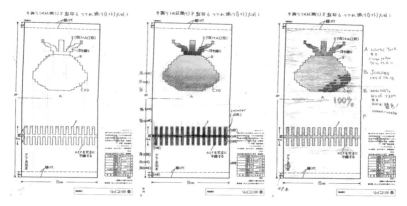

写真5●段階8のトマトの工夫された図案
これは⑧のトマトの図案は同じでも配色など各自が工夫し、面倒と言いながらも
自分の考えた配色になるよう幾度でも試行錯誤を繰り返して行うようになります

　このやり直しの量も急に増やすのではなく、第1段階目から徐々に増やしていきます。これは筋力トレーニングと同じでやり直しが負荷になります。やり直しの量が多いと患者さんはやる気をなくします。そのため、次の第10章の指導方法にもありますが、はじめは頻回に患者さんの様子を見に行き、間違いを早く見つけます。まず、間違いが分かるかを確認するために患者さんに「おかしいところはないですか」と聞きます。患者さんが間違いに気付かないときは、患者さんの様子を見て間違いの指摘をします。このときのポイントは、間違いを指摘することで患者さんの意欲をなくさないようにすることです。作業療法の怖いところは、患者さんの意欲の回復を図ることもできれば、間違いを指摘することで自信をなくさせ、意欲を奪うこともあります。そのため作業は指導の仕方一つで諸刃の剣となります。患者さんが

気付かないときは、支障なければ、そのままにしておきます。良くなってくると後で気付くこともあります。そのときは、「よく分かりましたね。病気が良くなってきたのですね」と患者さんにフィードバックします。また患者さんが間違いに気付いたら、患者さんにやり直すかどうかを聞いてみます。やり直しを嫌がったら、支障がなければ間違いのまま作業を進行します。やり直しが必要なときは「今回は私がやり直しのお手伝いをしますね」と作業療法士がやり直しをします。患者さんがなかなかやり直しをしない場合は、「次からはご自分でしてくださいね」と伝えておきます。たいていは患者さん自身で直すようになります。このあたりは作業療法士の裁量です。

　10段階目の作品となる⑩タペストリーは**写真3**の①～⑨までの技術を使って**図6**を見ながら「田舎家」を織ります。そこには技術的なものだけでなく創造性を必要とされます。11段階目は、自分の能力の現実検討力を養うためにこれまでの決められた作品を作るのと異なり自分の能力と照らし合

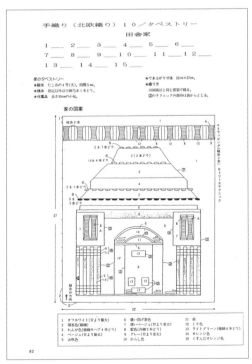

図6●段階付け10段階目　図案「田舎家」図案

⑤　　　　　　　　⑥

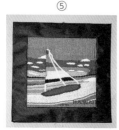
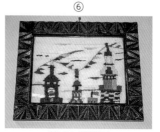

第 11 段階目　　　　　　　第 11 段階目

写真6●第11段階目の作品

わせて教本から作品を自分で選び、自力で行います。これは、自立を図るの
が目的で、作業による自立を目指し、自力で作品を作れるようにします。11
段階目の**写真6**の2の作品がそうです。

　ただし、分からなかったら聞くこと、相談することです。これは、社会生
活能力の「困ったら聞く、助けを求める、相談することができるようになっ
ている」ようになっているかを作業の中で見ます。10段階目、11段階目は
相談できるようにすることが目的で、自分がやりたいことを達成するために
他の人の協力を仰げるようになることを目指します。作業療法士と対等に一
緒に仕事する関係作りです。作業療法士はこの段階では同僚のようなアプ
ローチをします。

　繰り返しになりますが、人は、独りでは生きていけません。何歳になって
も人には生活する上で困ることが起きます。そのようなときに、いつでも
SOSを発信できることを学んでもらいます。そして、折を見て自分が困った
らSOSを発信できる相談相手を三人探しておくことも助言します。相談相
手が三人いれば、何かの理由で一人欠けても残り二人の人に相談できます。
二人に相談している間にもう一人を見つけます。こうすることで、先に述べ
たシュヴィングのように誰か一人に依存することを防ぎます。また三人にこ
だわるのは、三人ぐらいに相談すれば自分がどうしたいのかがなんとなく分
かり、判断、決断がしやすくなるからです。自分で判断、決断するというこ
とは、自分の人生に自分で責任を持つという自立です。

　図7の対人関係の改善を見ていただくと分かるように、担当の作業療法士
との人間関係ができたら、別の作業療法士にという具合に人間関係を増やし
ていきます。その次は患者さんを一人ずつ増やしていきます。このように、
一人の患者さんに対して、関わる作業療法士と患者さんを徐々に増やすこと

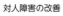 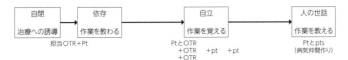

図7●対人関係の改善

で、人間関係の段階付けをしていきます。

　患者さんには、自分がしている作業がどういうものか把握できるようにするために教本としての市販本が必要です。そしてそれを基に他の作業療法士でも指導できるようにしておきます。市販本をマニュアル化しておくことで患者さん自身も作業への意識を高めます。患者さんは精神状態の不安定なときには、困ったら誰にでも聞きます。担当者が誰かと分かると、担当者にしか聞きません。また、精神状態が安定し退院が近くなると、担当者が忙しそうにしていると、教えてもらえそうな人を探して聞きます。そのときは別の作業療法士か同じ作業種目を先にしている患者さんに聞いています。聞かれた患者さんも教えられるようになっていれば、好都合です。このような人間関係を作れるようになれば社会生活上での支障は軽減されるかと思います。患者さんの中にはやや躁状態となっていてお節介を焼き過ぎることがあります。世話をされた患者さんが困惑していないか、はたから注意して見ておく必要があり、状況によってはフォローする必要があります。

　先の第2章（p.24）で紹介した30代男性の統合失調症の患者Ｍさんは、回診時に教授から「何を作っているのですか」と聞かれ答えられず、回診終了後に作業療法室を訪れ、「先生、僕が作っているのはなんですか」と聞きに来られました。このように患者さんは、自分が作っているものが何か考えておらず、または意識しておらずに言われたから作っているだけの場合があります。患者さんから聞かれる言葉の中に、「何をしていいか分からない」「どうしていいか分からない」というような目的意識の消失といったものが見られ、時を忘れたように何もせずに毎日を過ごしていることが多いです。それゆえ、疲れやすさや薬の影響もありますが、周りからは「なまけ病」「ゴロゴロ病」と言われます。患者さん自身も「なまけ病」「ゴロゴロ病」と表現します。多くの人ができて当たり前と思っていることが患者さんと接していると、こんな簡単なこともできないのかと愕然とすることが幾度もありました。作業療法士の私がそう思うのですから、家族や障害に縁のない人たちがそう思うのは無理からぬことです。精神に障害を持つということは、また身

体に障害を持つということは、それまで当たり前にできていたことができなくなるということなのです。患者さんは朝起きて、顔を洗って服を着替えて出掛けるといった一連の動作すら崩れ、何をしていいか分からない、やるためには一連の動作行動を考えながらしないとできないので、出掛けるまでに疲れてしまうといった状態になります。そのため日常生活動作を取り戻すことから始めることになりますが、段階付け作業を行うことによって活動性が増してくるとこの手順を取り戻すのも早くなるように思います。これを数値的に実証できるとよいのですが、今のところ患者さんからのフィードバックと私の臨床経験上でのこととしか言えません。どなたかがやってみてくださるといいなと思っています。

　作業の段階付けの基本は、人はもともとできないことが当たり前で、それができるようにするにはどうしたらいいかと考えることです。

　また作業の段階付けで作業工程を一定にすることが作業療法評価表に沿っての観察のポイントを設定しやすくなります。また、患者さんの行動がどう変わったかという変化を捉えやすくなります。

　また、作業の段階付けにより、患者さんたちが順を追って、同じものを作ることにより、患者さん同士が作品を見比べ、互いに参考にし合ったり、教え合ったり「そこは難しかったよ」「でも面白いよ」と共感し合うなど交流が生まれます。

　自然と人間関係が作られていきます。

指導方法

指導方法は統一しておくと患者さんの個々の反応を比較評価しやすくなります。同一方法で指導していくと理解の早い人、遅い人が見えてきます。同じ指導方法ではできない患者さんには、別のパターンを用意しておきます。これは作業療法士の応用力ですし、また新たに考えるのも作業療法士の創造力です。指導方法の流れは以下の通りです。

①説明を少なくしてやって見せる。

②手取り足取りの指導から説明を増やす。

③徐々に本の説明を見て作業してもらう。

④分からないところを聞いてもらいながら自力で作業ができるようにしていく。

この流れは第8章（p.77）と第9章（p.110）の対人関係の改善のところでも説明しましたが、依存状態から患者さんの自立を図る目的にもなります。そして、一人でできることが徐々に増えていくことにより、患者さんの自信にも繋がります。

これまで何度も書いていますが、作業療法室に来るようになってから、基本的なものを作ることから始め、応用と発展、創造の順に作品作りをこなしていきます。

福井医療大学の講義で指導方法を教えるときの指導方法もこれと同じで

す。その基本として、やはり自分が基本として教わったものから始めようと思いました。教えることでそれまで自分が作業療法士として患者さんの指導方法はどうであったろうかと振り返ってみたときに、これが一番と良いと思いました。

それは私が教科書として学んだ『作業療法』（WILLARD and SPACKMAN 編集、協同医書出版社、1965）にあった指導方法です。この指導方法はワシントン戦力委員会産業指導部が推し進めてきた「軍需制作指導者養成計画」から作業療法用に応用されたものとして、別の資料に説明されていました。

この指導方法を読み込むと作業療法を推し進める上で大変貴重なものであると改めて思いました。できたら何度でも読み直してみてください。これまで私が書いてきた治療の流れや社会生活能力を考えるヒントにもなっています。以下にその指導方法を紹介します。

［第1段階：患者さんの準備］

A　患者に安心感を与えなさい。

B　患者が作業方法について知っているかどうか調べておきなさい。

C　患者の興味をひかせなさい。

D　実際にやって見せた場合、よく観察できるように患者を正しい位置に座らせなさい。

［第2段階：作業種目の説明］

A　口で説明したり、実際にやって見せたりしなさい。

B　重要なポイントに力を入れながら、段階を踏んで教えなさい。

C　注意深く辛抱強く説明しなさい。

D　一度に能力以上のことを教えてはいけません。

［第3段階：試験的に行ってみること］

A　患者に作業を行わせなさい。

B　質問をして患者にプロセスの説明をさせなさい。

C　間違いはすべて訂正しておきなさい。

D　患者に分かるまでくり返しなさい。

［第4段階：作業の続行］

A　患者を独立させなさい。

B　患者が援助を求めに行ける人を指定しなさい。

C　患者の進行状態を頻繁に調べなさい。

D　調べ方の頻度をだんだん少なくしていきなさい。

指導に先立って、準備の基本の段階としては；
①必要なすべての材料を用意しなさい。
②作業場を適当に配置しなさい。
③作業分析をしなさい。
（**注意**：患者が覚えないうちは作業療法士は教えない）

　現在、この『作業療法』の本は改訂版が原著で第13版になっていますが、私にとっては、私が学んだ翻訳版第3版のこれが基本となっています。この指導法を基に具体的に私の経験を加えて述べていきます。

1　第1段階：患者さんの準備

A　患者さんに安心感を与えなさい

　患者さんに安心感を与えるためには、まず患者さんが居やすいように作業療法室の雰囲気作りが必要です。机や椅子、道具や材料、作品の陳列棚をどのように配置しておくかという場所作りが大事です。
　具体的には患者さんが陳列してある作品を自由に見ることができるように、整然とではなく、ちょっと手に取ってみたくなるようにしておきます。
　また、道具や材料、自分の作品箱がどこに何があるか一目で分かるようにしておきます。特に刃物類は、形を写したシールを棚に貼っておくと、なくなったことがすぐ分かります。このように道具を自由に使えるようにしておきながらの目に見えない管理が必要です。
　また、患者さんは疲れやすいので作業療法室内か別の場所でも、休める場所があるとよいです。また、お茶を飲んだり話ができたり、作業を始めるのもやめるのも強制されない自由が保障された場であることが望ましいです。作業療法の開始当初は、独りでいられる空間を望む人もいますので、そういう場を設けておくことも必要です。良くなってくると独りが嫌になり、グループの中に入りたがるようになります。患者さんからはなかなか言い出しづらく孤独感を感じて休むようになることもありますので、退室時の患者さんの様子に気を付けておく必要があります。
　そのため、作業療法士は、五感（視覚、聴覚、嗅覚、味覚、触覚）を大事にしてください。指導を求められない患者さんは作業の手が止まるので、作業の手が止まってないかなど気配を感じられるようにします。そのためには、

BGMは邪魔になります。

　また室内の温度や湿度、換気にも気を付けてください。特に塗料、シンナーを扱うときは、中枢神経系への刺激になりますので、注意を払う必要があります。そのため、塗料は油性ではなく水性塗料の方が安全です。

B　患者さんが作業方法について知っているかどうか調べておきなさい

　始めに紹介した『作業療法』の教本では、「すでに知っていることを教えられるのは、じれったいものである。それゆえ与えられて課題ができるかどうか、またできるとすれば、どのくらい上手にできるかを患者について知っておくことがセラピストの重要な仕事となってくる」とあります。

　私の場合は、面談ができるときは職業や趣味などを聞いておきます。作業療法士との人間関係作りを目的とする場合は、患者さんが知っている作業はできるだけ避けます。指導を必要としない場合や勝手にやってしまうこともあるので、むしろ知らない作業の方が良いです。しかし、新しいことに拒否的な患者さんの場合は、作業療法室や作業療法場面に馴染むまでは、患者さんが知っている作業から始めます。作業療法士が詳しく知らない作業であれば患者さんに教えてもらうという接し方もありますが、これは時と場合によります。作業療法士が知らないことを患者さんが教えることで親しみを感じてくれる場合もあれば、逆に信頼を失う場合もあります。また、仕事に直結する作業をいきなりしてもらうと、病気等の障害により今までできていたことが、できないことを認識して愕然とする患者さんもいます。患者さんが自分の能力低下を認識しているかを確認します。これは作業療法への誘導のときに、「病気になってから記憶力や理解力や集中力などが落ちたと思いますか」と聞いてみます。病気に対する自覚がない患者さんは「大丈夫です」と言いますので、作業ができないことに気付いたときに、「病気により能力が低下しているのです。そのため少しずつ機能の回復を図っていきましょう」と声掛けをします。作業療法士がどうサポートするかが必要となります。これは患者さんがどこまで障害の受容ができているかが鍵になります。

　作業療法を1対1で行うのと違い、グループで行う場合は集団力動が働いて患者さんも段階付け作業を受け入れやすくなります。

　精神状態が良くなってくると、指導待ちのときに、周囲に関心が向けられるようになり、作業の予測までするようになります。回復の早い人は次の作品が何かを見たり、同じ種目をしている患者さんに聞いたり、教本を見たりしています。そのため、患者さんの作業指導をしているときは、他の患者さんたちが何をしているかを観察しておく必要があります。これが評価表にあ

る「指導を求める」の項目につながります。

C　患者さんの興味をひかせなさい

　これはAの「患者に安心を与えなさい」とBの「患者が作業方法について知っているかどうか調べておきなさい」に書いたように、場の雰囲気作りとグループで作業していることにより、自分と同じ患者さんが作業をしていると興味をひきやすくなります。段階的に作品が複雑になっていくことにより目指すものがはっきりし、興味をひくこともあります。また、その作業種目で、機能の改善をどのようにしていくか説明することも患者さんの作業を続けるモチベーションにもなります。作業に対する興味がわかないと作業への意欲も低く、覚えるのも遅くなります。記憶、保持、想起といった一連の記憶過程にも支障をきたします。

D　実際にやって見せた場合、よく観察できるように患者を正しい位置に座らせなさい

　作業を患者さんにやって見せる場合、患者さんが右利きなら、患者さんの右側に座って作業療法士の手元が見えるように、また作業をイメージしやすいようにします。向かい合って教えると動作が逆になり患者さんは混乱します。さらに、患者さんが利き手交換を行う場合や患者さんが左利きなら、左手でやって見せることも必要です。

　また、姿勢を良くして作業をすることも大切です。発達障害のある人は姿勢を保てないことにより、学習障害が起きているのではないかという研究があります（香野　毅：発達障害児の姿勢や身体の動きに関する研究動向．特殊教育学研究，48(1)：43-53，2010参照）。さらに、雑誌の内容になりますが、日経おとなのOFF（2018年2月号）の記事では、以下の説明が紹介されていました。

　「背筋を伸ばして姿勢を正しくすることにより胸郭が開いて、深く呼吸ができるようになります。呼吸が深くなると、酸素を吸い込む量が増え、脳の血流が良くなり、集中力も上がります。諏訪東京理科大学教授の篠原菊紀さんはこう説明しています。"背筋を伸ばすと、脳が覚醒し、情報処理に必要な短期的な記憶力などが高まります。背筋を伸ばしたことで抗重力筋が働き、覚醒に作用するノルアドレナリンが脳内に分泌されるからです"」。

2　第2段階：作業種目の説明

A　口で説明したり、実際にやって見せたりしなさい

　これは、そのまま言葉で説明したり実際にやって見せたりしますが、説明に必要な言葉を専門用語は避けて決めておくとよいです。説明が多いと患者さんは混乱し、理解しにくくなるので、なるべく簡単な言葉でやって見せることが大切です。この混乱は視覚、聴覚からの刺激を一度に処理できないことから起こります。また作業療法士が先にやって見せてから言葉で説明することも患者さんによっては必要です。知的障害がある患者さんの場合は、先にやって見せる方が覚えやすいです。先に説明しました段階付け作業ですと作業手順が一定なので説明の仕方も一定にでき、言葉の理解がどの程度できるかなどの評価基準にもなります。

　第2章の臺の障害分類にもありますように、統合失調症の患者さんは、革細工の刻印打ちなど、作業をリズミカルにできない問題があります。そのため、説明に「トントンと2回ずつ打っていきます」、織物では経糸をすくう動作を教えるときに「上、下、上、下、上、下の繰り返しで経糸をすくいます」と言いながら、やって見せたりします。これらの説明を何回繰り返せば覚えることができるかを見ることにより、理解力がどれくらいあるかの判断基準になります。

　また、力加減ができないときには、実際に手をとって教える必要があります。実際に、彫刻刀の刃先ではなく、刃の身の部分をポキンと折ってしまった患者さんもいます。革細工のスーベルカッターの持ち方もなかなか覚えるのが難しい患者さんもいますので、具体的に指導します。「親指と中指で柄をもって」「人差し指を上に乗せます」「手首を下げて」「刃先の向こう側を革面に当てます」「そのまま、自分のへその方に向けてまっすぐに切り込みを入れます」とやって見せます。このとき、持ち方や力の強弱が分からないときは、患者さんの手を持って教えます。覚えたことを確認してそばを離れると、手首を背屈にして、刃先ではなく反対側で切り込みを入れ、カービングの切り込み線がギザギザになっていることがあります。覚えたことを確認後も繰り返しチェックと指導が必要です。

B　重要なポイントに力を入れながら、段階を踏んで教えなさい

　作業分析を行うときにどこが重要なポイントかを確認し、指導方法を決めておきます。段階を踏むというのも工程分析することそのものが段階になり

ます。また、先の第2段階のＡで説明したスーベルカッターの持ち方で示したように段階を踏むときの動作分析も、説明を分かりやすくするために大事です。また、これまでに説明してきたように、基本から応用、そして創造と作業を段階的に組み立てておくことにより、複雑なことができるようになります。

Ｃ　注意深く辛抱強く説明しなさい

　患者さんが説明を理解しているかどうかは表情や患者さんがというより人が理解できたときにどんな反応をするかよく観察しておきます。分かると頷いたり、「あっ！分かりました」と言ったり、手を出してきたりします。分からないときは首を傾げたり、黙って見ているだけか、目をそらしたりします。ときには患者さんは無反応であることもあります、患者さんがどんな反応をしているかを見極めながら説明してください。また、患者さんの中には説明を最後まで聞いておらず、早合点をして作業を行う人もいます。これは社会に出て働くときに、仕事がうまくできない問題につながります。この場合は、本人が気付いておらず、仕事を辞めさせられることを繰り返していますが、なぜ自分がクビになるのか、自分は教えられた通りやっているのだから辞めさせた相手が悪いと思っていることがあります。

Ｄ　一度に能力以上のことを教えてはいけません

　患者さんは同時にいくつもの指示があると混乱を示します。そのため作業の内容を一つずつ教えるようにします。作業ができるようになってきたら、2つの指示が理解できるようにします。慣れたら、2つ、3つと順に一度に指示していきます。このように一度の指示の内容を増やすことは理解力、仕事の処理能力を高めていきます。これは、患者さんに負荷をかけることで脆弱性の改善につながります。この負荷をかけるところを先に決めておくとよいです。それも工程分析ができていれば負荷をかけることもスムースにできます。

３　第3段階：試験的に行ってみること

Ａ　患者さんに作業を行わせなさい

　指導後に、患者さんが理解しているかどうか確認するために患者さんに実際に作業をしてもらいます。覚えたようでも、作業療法士が患者さんのそばを離れると不安から混乱することもあるので、すぐ離れず「しばらく見てい

ますからやってください」と患者さんに伝えます。作業を3回から5回行っ
てもらい、正しくできれば、ほぼ理解したかと思われますので「大丈夫そう
ですね」と言って患者さんのそばを離れます。

B　質問をして患者さんにプロセスの説明をさせなさい

　患者さんが言葉でも理解しているか、また他の人にも説明できるか、教え
ることまでできるかを確認します。これは説明能力がどの程度あるかの評価
となり、社会生活能力の他の人にも教えることができるかという評価項目と
連動し、社会に出れば当然必要とされます。しかし、知的障害の人や発達障
害の人は見て覚えることの方が良いようです。うつが重度の人、症状がまだ
回復していない人は無理せず、発達段階、機能回復段階、病状回復段階を見
ながら徐々に行います。

C　間違いはすべて訂正しておきなさい

　これは第4段階で述べる「患者の進行状態を頻繁に調べなさい」を行う
と、間違いを早く発見でき、訂正も早いうちにできます。ただし、あまり厳
密に行うと患者さんの作業への意欲を失わせることになります。これは自信
のない患者さんにとっては逆効果となるので、支障がない場合は、間違った
ままにしておきます。後で、患者さんが間違いに気付いたら、「よく分かりま
したね」「脳の機能が回復してきましたね」とそれとなく褒めます。

　場合によってはそっと直しておくか、直すのがまだ難しいと思われたら、
作業療法士が直すのを見せるという方法もあります。また、作業療法士が介
助や手伝いをし過ぎると患者さんは「自分が作業をしているのではない」と
思い、やる気をなくします。このようなときは、作品を完成したときに感想
を聞くと「私が作ったのではなく先生が作った」と言われることがありまし
た。間違いを直す苦労が患者さんの成長を助け、患者さんの自信につながり
ます。

D　患者さんに分かるまで繰り返しなさい

　患者さんに分かるまで繰り返す指導で気をつけることは、これまで述べて
きたように、指導をやって見せたり言って聞かせるときに同じ動作と言葉を
決めておき、それを繰り返します。何回目で理解できたかも評価になりま
す。またどうしても覚えられないときは、患者さんに説明の方法を変えて行
いますが、その説明方法をメモしておき、参考にします。また、理解が無理
そうなときは、始めからやらなくても、患者さんができる段階から始めれば
よいと思います。例えば、北欧織を行うときに「経糸かけから始めますが、
いずれ覚えて一人でできるようにしてください」と言っておいて、織る段階

から始めればよいです。これも臨機応変です。作業療法士の目標が、ゴールは一人で経糸かけができるようにすること（作業の自立＝一人立ち）というようにしっかりしていれば大丈夫です。

---

4 第4段階：作業の続行

A　患者さんを独立させなさい

　患者さんを独立させるということは、依存状態から一人でできるように自立させなさいということです。作業を手取り足取り教えている段階から、段階を追って作業を行いながら一人で行えるように作業を組み立てておけば、工程を1つずつ覚えていくようになり、やがては一人でできるようになります。もし、独立していかないようであれば、作業の組み立て方に問題があるか、患者さん自身に何か機能的に問題がないか見直しが必要です。

B　患者さんが援助を求めに行ける人を指定しなさい

　これは、社会生活能力評価に書かれている「指導を求めることができる」にも関係します。これは担当の作業療法士が席を外したり休んだりして作業が分からなくなったときに誰に聞けばよいかを指定しておくと、患者さんに安心感を与えることになります。精神状態が不安定な患者さんは、誰彼となく指導を求めます。また良くなってくると、手の空いている作業療法士や同じ作業種目をしている患者さんを選んで聞きます。そしてこの一連の変化は、人間関係の改善目標の段階付けになります。まずは患者さんと担当作業療法士の関係です。次に他のＡ作業療法士、次にＢ作業療法士または他の患者さんというように人間関係を増やしていきます。そうすることで、社会生活を送るときに誰かに相談できるようにします。また患者さんは精神状態が良くなり始めると、作業中や休憩時に自分から病気の話や退院後のことなどを話すようになります。さらに「担当医に言えなかった」「看護師に言えなかった」と橋渡しを依頼してくることもあります。これは作業療法士との人間関係がうまくいっているかということにも関係します。作業をきちんと教えることが信頼関係につながります。そのため、次に誰に相談したらよいかの方向付けも行います。

C　患者さんの進行状態を頻繁に調べなさい

　これは始めのうちは進行状態を頻繁に調べに行くことで、間違いを早く見つけることができます。直すのもわずかで済みます。第3段階のＣと連動し

ます。患者さんが間違うことで作業が嫌にならないように間違いを早めに見つけ、対処することです。対処も第3段階と同じです。

D　調べ方の頻度をだんだん少なくしていきなさい

　社会生活能力の「間違えたり失敗したときやり直しができるか」の項目を見てください。調べ方の頻度をだんだん少なくするということは、間違いを見つけるのも遅くなります。ということはだんだんやり直しの量が多くなるわけです。これは患者さんに負荷をかけることになります。負荷のかけ方が多いと、それだけ患者さんにとっては負担が大きくなります。負荷の量（やり直しの量）を段階的に上げるようにしていきます。それが脆弱性の改善となって患者さんを強くすることになります。

　患者さんが間違えたら、私は「間違えたの。おめでとう」と患者さんに言います。たいていの患者さんは、いぶかしそうに作業療法士である私を見ます。そのときは「正確に間違わずにできたら一つの方法しか覚えられないけれど、間違えたり失敗したら他の方法をいくつも覚えることもできるでしょう。また、いろいろ考えたりすることができるでしょう」と答えます。そのため、作業療法士は間違えたときの対処方法を考えておく必要があります。革細工などは刻印の失敗をごまかします（あまり良い表現ではありませんが、時折、私はこのような表現をわざと使います）（写真1）。患者さんによっては間違いを許さず、ごまかすなんてとんでもないと思っている人もいるのでときに自分を追い詰めないようにすることも大切です。

　また出来栄えが悪いと意欲をなくしますので、上手に見えるようにする技術が必要です。革細工では、染色方法をいろいろ知っていると幅広く対応できます。

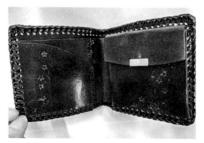

写真1●刻印のごまかし例
爪痕がたくさん付き、中央に縦に傷が付いたため、
星の刻印とラメ入り染料を上から施した。

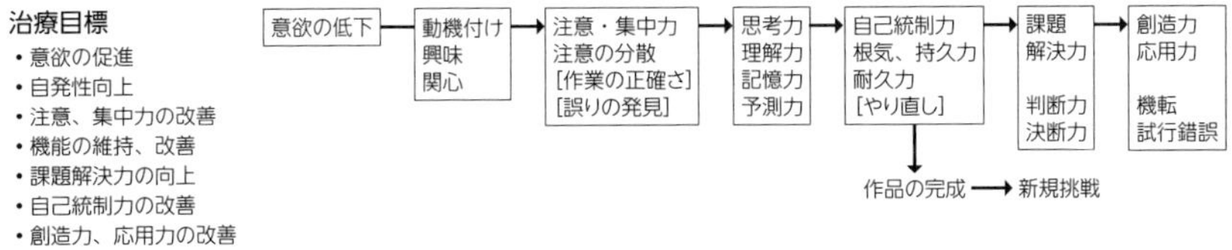

治療目標
・意欲の促進
・自発性向上
・注意、集中力の改善
・機能の維持、改善
・課題解決力の向上
・自己統制力の改善
・創造力、応用力の改善

| 意欲の低下 | → | 動機付け 興味 関心 | → | 注意・集中力 注意の分散 [作業の正確さ] [誤りの発見] | → | 思考力 理解力 記憶力 予測力 | → | 自己統制力 根気、持久力 耐久力 [やり直し] | → | 課題解決力 判断力 決断力 | → | 創造力 応用力 機転 試行錯誤 |

作品の完成 → 新規挑戦

図1● 治療目標

　このように間違えたり失敗したときにやり直すことができることは**図1**の治療目標の自己統制力、根気、持久力、耐久力、課題解決力、決断力、判断力、創造力、応用力、機転、試行錯誤といったことが養われます。これらの能力は作業療法士自身も求められます。人が生きるための力です。

　指導に先立って、準備の基本の段階としては；
①必要なすべての材料を用意しなさい
　これは第8章の「社会生活能力を養うための作業療法の治療的な進め方」で紹介した「作業療法評価法表」（p.74）の12項の「道具の準備、片付け」と関連しています。始めは、材料も道具もすべて揃えておきますが、患者さんが慣れてくると自分で片付けるようになります。それと共に自分で準備できるようにしていきます。そのためには道具や材料の場所を決めておきます。「ここから、材料を出してください」と回復段階を見ながら、説明します。また、他の患者さんが自発的に準備しているのを見ているうちに自分で準備するようになります。このように他者から影響を受けて行動することを社会的促進と言います。社会的促進に関しては、第1章、第3章、第10章でも紹介しています。作業療法場面ではこの社会的促進を図れる空間となる環境と状況がたくさん揃っています。ところがそのことを知らない作業療法士は患者さんをお客様扱いして作業活動以外の道具の準備から、片付けをすべてやってしまう場合がありますが、これは患者さんの自立を阻む原因になります。片付けや準備を促すときは、患者さんに「できるところまででいいですから、ご自分でお願いします」と言います。
　道具の準備、片付けは、社会で仕事をすれば、当然のことです。また、サークル活動など集団行動で活動するときは皆で、準備や片付けをするのですが、患者さんは突っ立ったまま見ていることが多いです。はじめて分からないときは「何をしたらいいですか」と聞けるようにすることも大事です。患者さんは言われるまで、指示が出るまで待っています。患者さんに

よっては、道具の場所や材料の場所をなかなか覚えられないことがあります。これができず、仕事をクビになることがあります。そのためこの訓練が必要です。できないときは、社会に出て仕事をするときに必要なこととして説明して繰り返し促し、できるようになるのを待ちます。

②作業場を適当に配置しなさい

　作業場を適当に配備することは、患者さんが自由で安心できる居場所、また自分が治療を受ける場所としての雰囲気作りも考慮に入れます。そして、机の位置の配備はとても重要です。それによって、グループ形成や対人交流の場になります。これも作業療法士がどのような治療場面を想定して行うかによって変わります。また、複数の作業療法士がいるか、単独で行うかによっても変わります。

　私の場合は、さまざまな施設で働いてきましたので、作業療法士として単独で行う場合も複数で行う場合もあり、そのときその場に合わせ、常に流動的に動くことが必要でした。そういう中で一貫して行ってきたことは、道具や材料の管理の仕方です。誰もが準備や片付けがしやすく、そしていつでも作業が始められ、いつでも止めることができるように個人個人の作業箱や作業袋を用意しておき、そこに患者さん個々の作りかけの作品を収納しておきます。

　これは患者さんが自由に行動できるように、強制されるのではなく自発的に作業に取り組めるようにするための方法です。また、大勢の人を見ているときは、患者さんへの声掛けや作業の進行具合を調べられないときがあります。そのようなときに後で作業の進行具合を調べておき、次回のときに声を掛けなかったにしても注意を払っていることを伝えます。これで、今日は声を掛けてもらえなかったけれど、ちゃんと見ていてくれたという安心感を持ってもらうことができます。

　机の配置については、大きいテーブルを置き、それを囲むようにして6、7人が座れるようにしておくと、一体感を感じ、患者さん同士の会話も生まれます。まだ人と交わりたくない人は、1人テーブルか2人テーブルがあると良いです。面白いことに、慣れてくると1人テーブルにいる患者さんは、疎外感を感じるようになるので、グループに入るように声掛けします。

　自分から入れるようになればよいのですが、これも段階的に改善されるように配慮します。作業場が設定されている場合、これから設定しようとする場合では条件が異なりますが、ある中でやらなければならない場合は、作業療法士が上記の条件を考えに入れて、後は工夫です。

③作業分析をしなさい

作業分析を行うことは、作業療法士として当然のことです。作業種目の特徴を知るにも、作業手順を明確にするのも、道具や材料の準備をするにも、作業を段階付け組み立てるのも、作業の指導方法を一定にするのも、評価ポイントを設定する上でも作業分析は必須です。

作業分析は作業療法士がレクリエーションを行うときのゲームを組み立てるときにも活用します。

（注意：患者さんが覚えないうちは作業療法士は教えない）

この注意というのは、患者さんが作業を覚えるための試行錯誤をしているときは、質問や分からないという意思表示をするまで、作業療法士は傍らで黙って見ているということです。

患者さんが作業の工程を覚えないうちに次の工程を教えると混乱を招きやすくなるからです。ただし、段階付け作業を行う場合は、類似の工程を繰り返すための一回で、無理して覚えてもらう必要はないです。

また、「分からなかったら、遠慮せず何回でも聞いてください」と私は作業指導時に繰り返し言っていますが、中には依存度が高くて、いつまでも覚えようとしない患者さんの場合は「少し考えてください」と突き放すこともあります。今、見ている患者さんに何が必要かを判断することも作業分析をしておくと明確になってきます。

これまで述べてきた指導方法を端的に表したのが、日本海軍連合艦隊司令長官として名将と言われた山本五十六が残した言葉です。

「やってみせ、言って聞かせて、させてみせ、ほめてやらねば、人は動かじ」です。

この指導方法も山本五十六の言葉も軍隊が関係しているところが興味深いです。この山本五十六の言葉は人を指導する立場の人たちが参考にしています。私がこの言葉を目にしたのは、ボーイスカウトのリーダー研修です。そして、この言葉の後には「話し合い、耳を傾け、承認し、任せてやらねば、人は育たず。やっている、姿を感謝で見守って、信頼せねば、人は実らず」です。

これも患者さんに対する態度として作業療法士にも必要です。「考えてみてください」と患者さんを突き放すのも、患者さんの良くなろうとする力を信頼することです。

指導方法もまず自分や他のスタッフや一人であれば他の人に協力を仰いでやってもらい、それから患者さんにやってもらいます。患者さんが左利きで

　あれば、左手でやれるかどうか、患者さんの障害と同じ状態でやって見せることができるかなどを考慮して指導できるようにします。

　実際のところ障害がある人でないと指導方法が良いかどうかも分かりません。そのため、患者さんから逆に教えてもらう姿勢が必要です。

第
11
章

作業分析の方法

　作業分析が大切なことはこれまでにも何回か述べてきたので、ここでは作業分析についてまとめてみました。

　まず作業分析を行う目的としては私はこれまでの臨床経験の中で下記の5つがあると考えています。

　①作業の特徴を知る。

　②作業手順を明確にする。

　③患者に教えるときの教授法を確認する。

　④作業工程における観察のポイントを設定する。

　⑤作業に対する患者の反応や行動を評価しやすくする。

①作業の特徴を知る

　第6章の図1の「治療の流れ（全体図）」（p.56）で示した作業の段階付けの表を再度見てください。第11章では図1です。作業が簡単か難しいか、動作が粗大か巧緻性を要するかなどの作業の特徴を段階付けて書いてあります。

　これらの特徴の他に材料費が高いか安いかもあります。材料費は本来、診療費の中に含まれますが、材料費が安い場合は、患者さんが粗雑に扱うことにもなります。また、高い場合は緊張するため敬遠されることもあるので、あえて職場復帰前に行うのも良いでしょう。

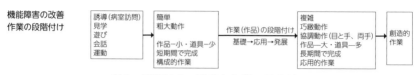

図1●機能障害の改善と作業の段階付け

　また材料費が高いと作業療法の運用費用の財政を圧迫することにもなります。

②作業手順を明確にする

　工程分析、動作分析、指導方法、観察のポイントや反応や行動の評価、道具や材料が作業手順を決めておくことで、何がどこで必要となるかが明確になります。また基本の手順を決めておくと作業を複雑にもしやすく、応用、発展と段階付けが行いやすくなります。

　そして、手順を繰り返すことは患者さんが作業を覚えやすくなり、作業の自立も可能にします。これは仕事についたときの訓練にもなります。

　また、患者さん自身が作業手順を覚えられたことを自覚する能力の回復を実感し、自信にもつながります。

③患者さんに教えるときの教授方法を確認する

　指導方法を一定にしておくことは、多くの人がその説明で理解できるかどうかを検証していきます。そのことにより、患者さんの理解力が高いのかまたは普通なのか、低いのかの大まかな比較をすることができます。そのためにも、自分で行ってみるだけでなく協力してくれる同僚や友人などに試してみます。教本を活用することも教授法になります。また、同じ教授法で理解できない人には、別の教授法を設定しておくことが必要になります。このように教授法を一定にしておくことにより、どの作業療法士が教えても一定の効果が得られるようであれば治療と言えます。

④作業工程における観察のポイントを設定する

　工程分析をしておくことにより、患者さんがどこで分からなくなるかが分かります。

　作業療法評価表の「指導を求める」かどうかの設定と他の患者さんの指導中で患者さんから離れていてもどこで指導に行けばよいかのタイミングも分

かります。さらに、患者さんが間違いやすいところも分かるので、指導しやすくなります。何回目で理解できたかという数値化をすることができ、客観的な評価になります。数値化もしやすく、反応行動も評価しやすくなります。

⑤作業に対する患者の反応や行動を評価しやすくする

　これは「第5章　社会生活を円滑に行えるための必要な社会生活能力」で示した作業療法達成度を基に作った作業療法評価表の各評価段階を当てはめていきます。例えば、図2の北欧織の敷物1の図案を見てください。寸法が記入されていないところが2箇所あります。

　このことに、気付いて質問してくるかを見ています。先に全体を見て行動のできる人は、図案を渡したときに気付きます。そして、木枠に合わせて全体の寸法を伝えるとCの寸法を計算して割り出すことができます。全体を見たり、先の予測ができない人は織り進めて、寸法が記入されていないことに気付きます。そこから質問ができるか、何色までなら毛糸の色を決めることができるか、などを評価するための良い条件を揃えます。

　作業分析を北欧織作業で行う場合（表1）は、作業種目、作品、道具、材料、工程分析、動作分析、効果、注意事項、作業の特徴、応用、体力消耗、所要時間、費用、以上の項目を考慮して作ります。

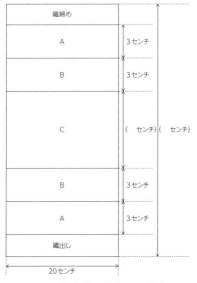

図2●北欧織　敷物1の図案

表1●作業

①作業種目：北欧織
②作品：敷物1
③道具：木枠（F8号キャンバス枠）、はさみ、フォーク、30センチ物差し、とじ針
　　　　板枠4本（タコ糸用、毛糸用3本）、綾板1本、鉛筆、消しゴム
④材料：画用紙、タコ糸（3号か6号）、毛糸（3色～5色）

作業手順	⑤　工程分析	⑥　動作分析	指導方法
1. 寸法取り	木枠内に寸法を取る	両手協調動作	木枠の中央に20センチの幅をとってください
2. 経糸掛け	くぎにタコ糸をかける	両手協調動作、指の分離運動	＊欄外下を参照
3. 調節紙作り	物差しで2.5センチ×30センチの紙を2枚作る	両手協調動作、指の分離運動	画用紙に縦2.5センチ横30の紙を2枚作ってください
4. 調節紙通し	調節紙を通す	両手協調動作	物差しで経糸を1本おきに端まですくってください。調節紙をその間に通してください。次に2本目から1本おきにすくってください。もう1枚の調節紙を通してください
5. タコ糸を板枠に巻く	タコ糸を板枠に巻く		タコ糸を板枠に20回巻いてください
6. 織り出し	板枠を通す		物差しで経糸を1本おきに端まですくってください。タコ糸をその間に通してください。糸の端を5センチほど残してください 次に2本目から1本おきにすくってください。残した5センチの糸を通してください。次にタコ糸を通してください。フォークで糸を下に向けて押さえてください。後はこの繰り返しです
7. 平織り	1. 糸を変える 2. 糸を繋ぐ		
8. 織締め	毛糸の代わりにタコ糸で織る		
9. 糸の始末	a編み込み法 b返し縫 cまつり縫い	両手動作 指の分離運動	＊欄外下を参照
10. 木枠外し	経糸をくぎからはずす		
11. 緯糸の始末	糸を切る 緯糸を綴じ針に通し織りの間に通す		
12. 完成			

※①タコ糸の先端を引き解け結びにします（教え方をやって見せながら説明する）。
　②できた輪を寸法の左端の上のくぎにかけてください。
　③それを真っすぐに下におろしてください。
　④くぎにかけてまた隣のくぎにかけて今度は時計と反対の方向に一巻きします。
　⑤次に真っすぐ上に上がってくぎに1つかけて、隣のくぎに今度は時計と同じ右回りにかけて、またこれを真っすぐ下におろします。
　⑥またくぎに1つかけて隣のくぎに時計と反対の左に巻きます。
　⑦次に、真っすぐに上に上がって1つかけて隣のくぎに時計と同じ右回りに巻きます。
　⑧これを3回ほどやって見せます。言葉だけでは難しいので、やって見せながら指導します。
　⑨説明が分かりにくいようでしたら、やって見せながら、1つかけて下は時計と反対に左に巻いてください。上は時計と同じ右回りに巻いて。後はこれの繰り返しです。

分析方法

観察のポイント	反応行動の測定	道具	材料
指示が理解できるか。これはすべての項目で見る	自分で考えて行動できるか	物差し	
両手協調動作、指の分離運動ができるか	予測行動がとれるか	はさみ	タコ糸
物差しで寸法を測れるか	分からない時、聞くことができるか（指導を求められるか）	鉛筆消しゴム	画用紙
一本おきに正確にすくえるか注意力、集中力（間違わずにすくえるか）	左手を添えているか（状態が良くない時や疲れている時は、片手動作のことが多い）	物差し	調節紙2枚
正確に数えながら巻くか、おおよそで巻くか、必要以上に巻くか（几帳面か大雑把か程々にできるか）		板杼はさみ	タコ糸
説明を何回目で理解できるか	「何回でも分かるまで聞いてください」と説明しておくことを忘れずに。これは覚えられないことに苦痛を感じることがあります。そのため病気による能力の低下があること、そのためのリハビリであることも説明してください	毛糸を巻いた板杼	毛糸
何回で糸を変えることを覚えることができるか	覚えた時に何か感情表現をするか	板杼	毛糸3種
調節紙を通す。織り出し平織で繰り返し行っているので予測できるか		板杼	タコ糸
確実に覚えるまで、作業の確認を行うか、自己流になっていないか		はさみ、綴じ針	タコ糸、Aの毛糸
		はさみ	
		はさみ、綴じ針	
感想や反省は次の段階2に進むための助言になるので、こちらから聞いておくのも良い	完成の喜びの表現があるか、次はこうしたいなど向上心があるか（両端が歪んだ、上下の幅が違った、織り目が緩い、きついなど）		

⑩この繰り返しをリズムをつけて説明します。前にも書きましたが、統合失調症の患者さんはこのリズムをつけることが苦手です。理解の早い人は口でリズムをつけながら作業をしています。これを何回で覚えられるかを理解力の観察のポイントとします。観察のポイントを繰り返し行うことで、評価の信憑性を高めます。

⑪また反応行動を測定する上では上記以外に、材料を無駄に使う患者さんがいます。毛糸を使う時に、使いかけの糸を使わずに新しい糸を使おうとします。革も端から使わず、真ん中に型紙を当てて切ろうとしたり、大まかに革を切り取ってから型紙を当てて切ろうとしたりと経済的な配慮に欠ける人がいます。革細工だけではなく、他の作業でもこのことは見られます。また材料を無駄にしないことを考え、革なら端や傷のある所を使おうとしたり、残り糸ばかりをしようとし新しい毛糸に着手しない人もいます。このように作業分析をしながら、その人の社会性を見ることができますし、社会生活技能訓練の場として指導する場面にもなります。これが作業分析の観察のポイントにもなり、2作目、3作目を作る時に指導を受けたことを何回目で理解して行動しているかで理解力の具体的数値として評価することができ、反応行動の測定にもなります。

⑫作業分析はとても面倒ですが、他の手芸教室などとの違いは、この分析と何を療法として行っているかを明確にすることが重要であると思います。

治療の捉え方

1 治療の捉え方

　私自身は、これまで作業療法を行う上で、診断名、症状は参考にはしていますが特別意識せず、病気を抱える一人の人として、基本的には、どの患者さんにも同様の方法を行ってきました。疾患そのものへの治療は薬物療法で行われているため、作業療法ではその治療方法を大きく変える必要はないというのが、私の考えです。そして、急性期の甚だしい陽性症状は、休息と薬物療法により鎮静を図れますが、そのあとの慢性症状として残る陰性症状や、破瓜型といわれる陰性症状を主とする病状としての機能障害、対人障害、認知障害、生活障害と言われる障害への治療は、病気そのものの特徴から治療に多くの時間と人手を必要とします。

　また、リハビリテーションは症状が治まってからという考えもありますが、陽性症状があるときでも患者さんが了承すれば、対応可能で症状の軽減にもなります。かつて移動療法、転導療法ともいわれていましたが、症状に向いている注意を建設的なモノを作る行為に注意を振り向け、病的な脳の働きから健康な脳の働きに置き換えていくことです。

　この健康な脳とはどういう状態なのか。医学の祖といわれたヒポクラテス

は「人は、脳によってのみ喜びも、楽しみも、笑いも、冗談も、はたまた、嘆きも、苦しみも、悲しみも、涙の出ることも知らねばならない。特に、われわれは、脳あるがゆえに思考し、見聞し、美醜を知り、善悪を判断し、快不快を覚えるのである」と言っています。

　図1は脳の話などでよく紹介されている大脳皮質における機能の分業です。図1の下にあるのはペンフィールドによる人間の体性感覚野と運動野の機能的局在です。

　大脳皮質では身体のあらゆる場所から集まった情報が統合され、これが人の意識、記憶、判断、指令の本源となると理解されています。重要なことは大脳皮質のさまざまな部位がこうした分業と統合の働きを、互いに関連しな

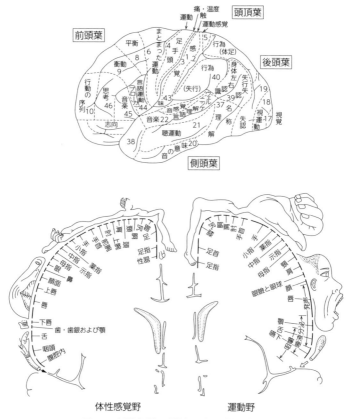

図1●大脳皮質の機能局在を描いた図

がら実現しているということです。

　これは前述したヒポクラテスの「人は脳によってのみ……」を言い得ていると思います。

　また、ペンフィールドによる人間の体性感覚野と運動野の機能的局在については、彼によると「上肢の運動は大脳皮質の運動領から始まる。ここを電気刺激すると、その部分に対応した体に収縮が起こる。上肢、特に手掌と指の部分が運動領でも最も広い場所を占めていることが分かり、これは手掌や指が身体の他の部分よりも微妙な動きができるように体が作られていることを意味している」と解釈されていて、モノを作るということがいかに脳を使うかということが示唆されていると思います。だからこそ作業療法を行うことは、脳の働きを良くすることに直結しているのだと考えることが重要です。

　（注：引用文には、感覚領・運動領となっていますが、現在は感覚野・運動野です）

　臺は統合失調症の障害の特徴について、学習の困難は、失敗の経験が身に付かず、かえって過敏に反応するようになること、従って学習の仕方を工夫することが必要であり、学習困難の諸側面、諸段階を分析して対応し一段ずつ積み上げていく操作が治療的であると述べています。これらが私の中で作業分析および作業の段階付けに結び付いています。さらに学習において、課題の段階的拡大、場面の展開と役割操作、および社会的学習の３つの要因をあげ、これらが絡み合いながら進行すると述べています。

　私自身、このことを臨床という場面で実感し、実践してきました。これまでの章でいろいろ書いてきましたが、この臺の学習理論がとても分かりやすく、治療の流れや作業療法評価表に結び付いているだけでなく、作業療法の真髄になると考えています。

　表1の症例で示しましたが、患者さんは短期間の入退院を繰り返した後に長期入院となっている例が多いです。短期入院患者であっても、入退院を繰り返すうちに家族から疎まれるようになり、やがては帰る場所を失い長期入院、回転ドア現象（入退院を頻繁に繰り返すこと）を引き起こす予備軍となると考えられます。これらを防ぐには、患者さんが病気および自分の問題点を認識すること、再発予防の方法を学んでおくことが必要です。そのためには、計画的な治療プログラムが要求されます。ただし、あくまでも患者さん自身が主体であることを治療者も患者さん自身も前提として認識しておく必要があります。

　精神疾患という病が発病するきっかけはさまざまなストレスからであって

症例

表1●長期入院患者の作業療法とリハビリテーション（続く）

患者	性別	年齢	診断名	入院回数	通算入院年数	作業療法実施年数（　）外来	作業療法終了後の年数	実施作業療法種目	現況
1	男	43	統合失調症	4回 ①0.06 ②0.06 ③2.02 ④1.00 ⑤0.10	5.00年 医療保護 任意入院	7.00年 (6.00)	3.02年	北欧織→籐細工	4回目入院時にOT開始→1年後外来OT、精神保健福祉センター、福祉保健センターのデイケア、作業所など約6年間通所。現在、作業所通所。年賀状の連絡あり
2	男	46	統合失調症	3回 ①1.02 ②0.02 ③5.03	6.07年	5.05年 (1.02)	1.01年	北欧織→木工	3回目入院時にOT開始→4.03年外来OT。病院デイケアを1.02年通う→現在、病院デイケア継続
3	男	41	統合失調症	6回 ①0.06 ②0.07 ③1.00 ④0.01 ⑤1.00 ⑥7.01	9.04年	9.00年 (2.03)	1.04年	北欧織→木彫り、北欧織	6回目入院時にOT開始→（一人暮らし訓練）→6.09年後外来OT、病院デイケア、訪問看護（一人暮らし）3.07年
4	男	44	統合失調症	5回 ①0.04 ②0.08 ③2.03 ④0.04 ⑤8.11	12.06年	8.05年 (1.05)	継続	北欧織→革細工、ビートル手芸、ビートル手芸、木工（週2回）→木工（週1回）	5回目入院時にOT開始→7年後外来OT、グループホーム、病院デイケア、ナイトケア継続1.05年自立計画中

No.	性別	年齢	診断	入院回数等		継続	作業種目	経過
5	男	49	統合失調症	6回 ①1 ②2.09 ③2.04 ④1.08 ⑤7.06 ⑥0.01	15.04年 / 11.01年(6.03)	継続	北欧織→籐細工→北欧織	5回目入院時にOT開始→4.11年後外来OT、1年後保健所デイケア→外来OT、保健所デイケア、職親制度利用→外国旅行2か月後短期入院→外来OT、保健所デイケア継続
6	男	46	統合失調症	7回 ①3週 ②2.01 ③1.06 ④2 ⑤2 ⑥0.01 ⑦2.08	6.06年 / 9.10年(7.10)	継続	北欧織→木工	7回目入院時にOT開始→2年後外来OT、保健所デイケア→外来OT、職親制度3か月間体験→外来OT継続
7	女	47	統合失調症	5回 ①0.02 ②2 ③0.06 ④0.01 ⑤0.01	1.00年 / 6.10年(6.10)	継続	革細工→北欧織→クロスステッチ	5回目の退院後→1.09年後に外来OT→外来OT、病院デイケアでお茶の指導＋約1年後より一般の絵画グループに加わり一緒に旅行
8	女	29	統合失調症	1回	0.02年 / 5.01年(5.01)	2.08年	北欧織 基礎、応用、発展の段階まで実施	退院直後より外来OT実施→OT4年目にアルバイト実施、経過を見ながら段階的に勤務時間を増やすように指導、北欧織の発展の段階を終えたところで、本人の希望でOT終了→1年間、勤務時間の相談あり。現在は常勤で、主任

表1 ● 長期入院患者の作業療法とリハビリテーション（続き）

患者	性別	年齢	診断名	入院回数	通算入院年数	作業療法実施年数（ ）外来	作業療法終了後の年数	実施作業療法種目	現況
9	女	26	統合失調症	1回	0.08年	7.11年(7.09)	継続	北欧織→バッチワーク	退院直後より入院OT実施→外来OT（週1回）→外来OT、エアロビクスに通う、アルバイトを体験→外来OT、病院デイケア→外来OT（週2回）家事を任される
10	女	31	統合失調症	6回 ①1.02 ②0.01 ③0.03 ④0.03 ⑤0.02 ⑥入院中	1.11年	8.11年	中断の繰り返し	編み物→革細工	入院OT→外来OTの繰り返し（通院に時間がかかることもあり、1、2回通って終わり、継続できない）

（日精協誌、第18巻・第4号、1999年）

も、その後は、心の病気ではなく機能障害を残す脳の病気です。

　表1の症例4の患者さんが「この病気は、知力、体力、気力すべてが損なわれる病気」と称したように、人間としての根源に関わる病気と考えたとき、急性期、慢性期の治療として線引きをして治せる病気ではないことを理解してください。

　ある精神科医は患者さんがいつも同じ時間にコーヒーを飲むことを知り、一緒にコーヒーを黙って飲むことを続けたそうです。あるとき、「先生、もう大丈夫ですから」と言って退院していかれたそうです。また別の精神科医は患者さんがリストカットをするため、病室を10分おきに訪ねることを続けていたら、患者さんが「分かりました。もうしません」と言ったそうです。また、依存症のグループの方たちの講演と太鼓の演奏を聞きに行ったときに、その方たちが一様に言った言葉は、「何度失敗しても受け入れてくれる仲間たちがいるからです」。このグループを後押ししたのは精神科医です。私がリハビリテーション学院の2年生実習で都立松沢病院に行ったときに聞いた話です。もう治る見込みがないと言われた人たちばかりを収容する病棟での出来事です。病棟は、糞尿も垂れ流しであり、汚なかったそうです。この病棟の看護師はじめスタッフの人たちが何とかしようと考え、職員だけで病棟をきれいにしようとしたところ、患者さんたちがその掃除に参加し始め、やがては皆退院となりその病棟は閉鎖されたそうです。保健センターのデイケア活動中に嘔吐した方がいたのですが、保健師さんがきれいに後始末をしました。その方は「保健師さんがとてもやさしくしてくれました。これまで朝起きることができず、就労支援施設に通うにも遅刻をしていました。これからは朝早く起きるようにします」と決心を話してくれました。私は、「急に早起きをするのではなく30分ずつ時間を早めてください」と助言しました。その後、「朝、起きることができるようになりました」という報告がありました。他にも、このような例はたくさんあります。このように、患者さんが「なんとか頑張ろう」という気持ちを持つのは、自分のことを見守ってくれる人がいると患者さん自身が認識したときからだと思います。

　これらの例から鑑みても、脳の機能障害と言っても、人にとって最も大事な意欲を育てるのは、こころが病気を治す重要な原動力だと思います。薬物療法の効果が大きいと言っても、それのみでは治すことは難しいように思います。症状を抑えるために大量の薬を出すことも、電気けいれん療法も患者さん自身が納得せず恐怖心すら抱かせたまま行うことは良い治療とは言えません。また、薬物療法の副作用によるさまざまな身体的な二次障害に悩まさ

れている患者さんが少なくないです。そのつらさが逆にリハビリテーション
を阻む要因になっています。医者が言うのだから医療従事者がいうことだから
からと渋々納得させても効果は薄いように思います。中世のヨーロッパの医療
をけん引したというガレノスも、日本の精神科医療をけん引した臺弘、菅修
といった医師たちも、作業が治療的に有効であるとして一緒に作業をしてい
ました。

❷　作業療法を始めるにあたって考慮しておくこと

　患者さんが作業療法を処方された時点での患者さんの以下の状況を知って
おくことが大事です。
　1）入院直後、長い入院生活、退院間近で退院までの期間はどれくらいか。
　2）病状が安定している状態なのか、不安定な状態なのか（病気を知る）。
　3）患者さんが自分の症状や立場を理解しているのか、いないのか。
　4）退院後の状況はどうなっているのか。家族、復学、進学、就職、復職、
　　　再就職、就労支援などの利用、経済状態。
　上記のことを知った上で、治療の大枠を考えます。
　1）遊びから導入した方が良い状態なのか。
　2）体を動かすだけなのか。
　3）治療的に行うのか。
　4）職業訓練的に行うのか。
　これにより、第6章の「治療の流れ（全体図）」のどこから始めたらよいか
の目安ができます。

❸　アプローチの方法として

　作業療法士は先に述べた患者さんの状況を知り、治療の大枠を考えたら、
さらに治療の流れを念頭に置きながら、以下のことを留意しながら、それら
を踏まえて作業療法を行っていきます。
　1）引きこもりを予防する。
　2）「脳力」の回復を図る。
　3）「能力」を伸ばす。

　4）病気仲間作り。

　5）生活範囲の拡大。

　6）自己洞察を促す。

　7）家族指導。

　1）の「引きこもりを予防する」は、入院作業療法から外来作業療法につなげる必要があります。入院している間は、患者さんも仕方なくではあっても作業療法に参加しますが、退院後は方針が決まっていないと出るのが億劫になります。そのため患者さん自身が作業療法に通う動機付けが必要になります。週1回の場合は主治医と打ち合わせておき、外来診療の日に作業療法を行うようにします。また外来通院に慣れたら、外出の機会を増やすために診察日と別日にします。そのことにより週2回の外出が可能になります。デイケア通所を目指したり、心理療法やカウンセリングなどを増やし、週3回外出できるようにします。病院のデイケアが充実していれば問題ありませんが、患者さんの中には病院デイケアを嫌う人もいますので、退院が予想される頃に退院後どうするのかを話し合っておく必要があります。

　2）の「脳力の回復を図る」は脳の機能障害の改善、回復を作業で図ります。脳力とは、記憶力や判断力など、脳の働く力を意味します。これまでに述べたように、作業手順を何回で覚えるか、道具や材料の位置を覚えられるか、作業の間違いや失敗に対処できるかが脳力の回復に繋がります。

　3）の「能力を伸ばす」は、患者さんにどのような能力があるか、持てる能力を引き出し、患者さん自身が自分に何ができるか気付いてもらういます。

　4）の「病気仲間作り」は、場の共有や、同じ作業を行っているうちに病気の話、家族の話、薬の話、主治医の話などさまざまな会話が生じます。統合失調症の患者さんだけですとなかなか会話になりませんが、他の疾患の人たちが加わるとにぎやかになります。

　また患者さん同士の人間関係を作るために意図的に、はさみなどの道具を少なくしておきます。対人関係の苦手な患者さんなら、「○○さんから借りてください」と名前を言いながら言葉をかけることで、人から物を借りさせ人間関係をつくるきっかけにします。後は自然に貸し借りができるまで同じアプローチを続けます。場を共有していても、人に対し無関心なこともあります。保健福祉センターのデイケアで仕事をしていたときに、通所者の人たちに「隣の人の名前を教えてください」と言ったところ「知らない」と言われました。何年か一緒に活動していたにもかかわらず、です。そこで「皆さん、一緒にいる人の名前を覚えましょう」と声をかけたことがここ以外でも

ありました。その場合は、自己紹介、他己紹介などのゲームをたまにするのもよいかと思います。余談ですが、患者さん同士のトラブルを避けるため、施設内外での交流を禁止する病院や福祉施設があります。このため、患者さん同士の交流に繋がるゲームは難しいかもしれません。しかし、実際の社会では、病気の有無にかかわらず人間関係のトラブルはどこにでもあります。まずは、病気を持つ者同士の方が、病気に対する知識がまったくないわけではないので、トラブルが起こったときの対処方法を学ぶには丁度良いのではないかと思います。

　5)の「生活範囲の拡大」は、病院内であれば図案のコピーをしに事務所に行ってもらったり、また本人が使う材料の一部を買ってきてもらうなどの方法をとります。第3章で紹介した症例Aの20年近く準引きこもり（単独では外出できない）の利用者さんは病院のデイケアは嫌ということで主治医に紹介されて私の運営する事業所を利用するようになった患者さんです。慣れるまでの2年近くは母親の送迎が必要でした。たいていの患者さんは親の送迎から始まり、次が単独通院、通所と生活範囲の拡大を目標にします。単独通院はまず片道だけから始めます。人が怖い患者さんは、慣れるまでは人との接触が少ない運転手の真後ろの席に座り、座れないときはできるだけ前の席に座り、後部座席に座れるようになるまで長いことかかりました。また、バスの乗車カードを買う、積み増しをする、後部座席から降りるなど全てができるようになるまでに時間がかかりました。バスに乗る行動だけでも目標を1つずつ立てては達成するというふうに患者さん自身が工夫するようになりました。患者さんが単独通所を決意したきっかけは、妹さんの出産で母親の送迎ができなくなることをご本人が予想されてのことです。通所回数が週1回、2回、3回と増えたところから、次のステップとして半日週2から3日のアルバイトか就労支援などの福祉施設の利用を考えました。いきなりバイトは難しいというご本人の判断から、就労支援の利用を考え、まずは病院のケースワーカーに相談に行き、ケースワーカーから紹介された市役所の相談員に相談して、いくつかの支援施設を紹介してもらいました。どこの施設を利用するかは、3箇所ほど見学と体験をしてから決めるように助言しました。見学後は、3箇所のメリット・デメリットを一緒に考え、表にして検討しやすくしました。就労支援施設も1回、2回と増やしていきました。もらえる工賃は、1回行くと300円に時給50円、と交通費が100円付いたとしても月2、3千円と微々たるものでしたが、初めて自分が稼いだお金として喜んでいました。しかし週3回にしたところで、時折漏らしていた不満が増

大し、それまでなかった幻聴や奇声を発する、リストカットや抜毛といった症状が出始めました。

　不満は支援施設の体制でした。人が苦手に配慮して壁側に席を設けてくれたのは良かったのですが、通所していた1年半の間、同じ席で誰とも会話する機会がなかったのです。また作業ができる人でしたので、1つ作業が終わると次の作業が休む暇もなく積み上げられていたとのことでした。

　いくら作業をしても褒められたり、話しかけられたりするわけでもなく、私語も禁じられていたそうです。また、他の利用者さんとの施設外での交流についてもトラブルが起きても自分の責任であるという誓約書も書いたそうです。これまでなかった症状の出現で、1年半、週3回まで通えるようになったので、目標は達成できたのだから、辞めてアルバイトか自動車免許取得に切り替えるようアドバイスしました。主治医や仲良くなった移動支援員、市役所の相談員、家族にも相談していましたが、「せっかく行くところができたのを失うのが怖い」と辞めることを決心するまでに、半年近くかかりました。その後、アルバイトを探したり教習所を探したりといろいろ検討していますが、どれも踏ん切りがつきません。悩んでいることの方が多く、行動範囲を拡げるようになるまでに1年2年とかかります。このような傾向は他の人にも見られます。母親には3歩進んで2歩下がる心境で見守っていただくように、始めの頃よりお願いしてあります。家族にも、治療者にも待つ姿勢が必要です。20年引きこもっていたら、回復に20年かかると思っているぐらいが、丁度良いと思います。生活範囲の拡大を図る、と言っても、最終的に実行に移すかどうかを決めるのは患者さんであり、作業療法士にできることは患者さん自身の成長をほんの少し後押しするしかありません。

　6）の自己洞察、7）の家族指導については、次の「第13章　再発を防ぐ」「第14章　家族への対応」で説明します。

4　認知障害への対応方法

　第6章もしくは第9章の治療の流れを再度参考にしながら、読み進めてください。内容的には他の項目の繰り返しになるところもあります。
　1）目的を明確にする。そのために作業種目を患者さんと話し合って1つに決める。
　2）枠組みを作り、それに繰り返し立ち返ることによって、認知障害の回

復を図り、それにはその種目の最も簡単な作品を作ることで、まず枠組みを作る。この枠組みは、作業療法士にとっても患者さんは何ができて、何ができないか、患者さんの反応パターンを知るという枠組みにもなる。それを基に患者さんは試行錯誤しながら繰り返しそこへ立ち返り、基礎、応用、創造（発展）と作業の拡大を図る。

3) これらの一連の過程を繰り返し行うことで、できなかったことをできるようにすると共に、それを誰が見ても分かるようにする。それには作業工程を明確にし、できるようになったことが一つ一つ分かるようにします。そして作品のでき映えやそれに伴う行動の変化を、患者さん自身や家族にも随時フィードバックする。

4) 成功の体験を繰り返しを経て失敗の克服を繰り返すことにより、失敗に慣れ、立ち直りを早くするように図る。

5) 失敗による閉じこもりのパターンからの解放を図るため、以下の病気になる人の特徴を患者さんに随時話す。
- 機能が低下している。
- 困ったときに人に聞けない。
- 失敗を恐れて新しいことへ取り組む意欲が低い。
- やり直しができない。

6) 疲労時の反応パターンを認識してもらうため、作業の過程を通して以下のことを患者さん自身の問題として認知できるようにする。
- 焦りやすく根気がない。
- 過度に周囲を気にして緊張しやすい。
- 休息をとらないことが多く、疲れやすい。

そして、作業の誤りが増え、できることができなくなったら休むという対応を自分でできるようにする。

7) これらを進めるにあたり、作業療法士の取るべき態度として、指示を出し過ぎないようにし、患者さんの自主性および判断力が育つのを見守り、支援する態度で臨む。

8) 患者さんが生きやすいように支援する。再発の予防として、患者さん個々に表れる疲労時の反応パターンが作業の過程を通して分かるように、患者さんと共に検討し注意を促す。

この方法で約3年間、週1回、作業法を行ってきた統合失調症の患者さん（26歳、女性）は、機能低下の改善のみならず、自分の作品と他の患者さんの作品とを比較し、「本と照らし合わせて図案を目で追えるようになった」

と自覚できるようになりました。また、人を怖がり外に出ることもできず、母親に幼児のごとくまとわりついていた患者さんが、病前の友人とも交流を再開し、独りで市内を歩く試みをするなどの社会生活や対人面での行動の変化が見られました。

5 患者さんを治療ペースに乗せるために

　陰性症状の強い患者さんほど、環境に慣れにくく、新しいことへの取り組みに時間がかかります。そのため、医師から処方箋が出されても、患者さんをすぐには作業療法に導入できず、病室まで誘導に出向いたり、慣れている看護師に誘導してもらったりします。医師が直接、患者さんと作業療法士との引き合わせをしてくれるとその後の療法が行いやすくなります。そして、患者さんの緊張状態を見ながら、作業療法室に来るだけから15分、30分と、徐々に時間を延長するなどの配慮が必要です。また、療法に先駆けて作業療法室を、危険な道具が自由に使え、なおかつ持ち出されても紛失がすぐ分かるように管理するとともに、強制されずに患者さんの意思を尊重する雰囲気作りが大切です。患者さんはときに、作業療法士がどのような対応をするか試すような行動をすることがあります。患者さん個々に違いがありますが、はさみを持ち出されたり、シンナーを持ち出されたこともあります。はさみは数が少ないので誰が使っていたかすぐ分かり、シンナーは持ち出しそうな患者さんも見当がついたので病棟へすぐ連絡を入れました。また、試すためではなく自分の作業箱にしまってしまう患者さんもいるので、紛失したときに使用した患者さんの作業箱から出てくることもあります。自由を保障する管理は作業療法士にとってはかなりの緊張を強いられますが、信頼関係を作るきっかけにもなります。

　覚せい剤中毒で、前科4犯の男性患者さんを診ていたときに、私が「家族、特にお母さんをいつまで心配させるのか」と言った後に道具を取りに行くと、後ろからはさみを投げつけられたことがありました。はさみは床に落ち、それを私はゆっくり拾って「はさみは投げるためにあるのではない」と言って、はさみをしまいに行きました。

　以前に、このような人たちにあったときはなるべく普通に接するようにというアドバイスを営繕主任から受けたことがあったので、ドキドキしながらも平静を装って接しました。この患者さんは個人で見ていましたが、いつも

表2●作業療法利用申込書

作業療法利用申込書

令和　　年　　月　　日

氏名＿＿＿＿＿＿＿＿T/S/H/R　年　月　日生　歳

住所　〒　　　－　　　＿＿＿＿＿＿＿＿＿＿＿＿＿＿＿＿＿

連絡先＿＿＿＿＿＿＿＿＿＿＿＿＿＿

〈利用目的〉

1. 復学　　2. 進学　　3. 復職　　4. 再就職　　5. 家庭

6. その他（　　　　　　　　　　　　　　　　　）

〈利用目標〉（いくつでも、○をしてください）

1. 何もしたくなくなっているので、意欲をつけたい。
2. 注意・集中力が落ちているので治したい。
3. 一つのことが長続きしなくなっているので、根気をつけたい。
4. 記憶力・理解力など自分の能力が落ちているので、回復させたい。
5. 失敗に弱く、すぐ落ち込んでしまうので、強くなりたい。
6. 何事にも自信がなくなっているので、自信をつけたい。
7. 人と話をする、交流することが苦手なので、できるようになりたい。
8. 仕事に就けるようになりたい。
9. 生活が不規則になりがちなので、生活のリズムを整えたい。
10. 仲間が欲しい。
11. 日中過ごせる場所が欲しい。
12. その他

記

主治医

病名　　　　　　　　　　　　服薬

症状

困っていること

家族　　人　　　　父　　歳┐

　　　　　　　　　母　　歳┘┤

趣味（好きなこと）　　　　　苦手なこと

「俺はやらんけど」と言いながら、「これはどうやって作るんだ」と聞いていました。たまたま私が留守をしたときに、別の作業療法士が対応しました。そのときに、患者さんが一番興味を示していたビートル手芸に誘導してもらいました。患者さんは代行の作業療法士に「誰からの指示だ」と聞き、「京子先生」と私の名を答えたところ、「分かった。ならやる」と了承して作業を始めました。退院後に通院してきた患者さんから笑顔で挨拶されたのが印象的でした。「なるべく普通に接した方が良い」というアドバイスはその後も私の支えになりました。アルコール依存症の患者さんも作業療法を受けた後の退院後には大工の仕事に復帰しました。いつも注意することは「作業はしない」という患者さんの視線がどこに注がれているかを見ていることが大事です。

　患者さんが何を望んでいるかを知るための方法の一つとして表2のような申し込み表を書いてもらうことも良いです。患者さんの「自分をどうしたいか」という気持ちを作業療法士と患者さんとの間で相互理解することが必要かと思います。特に、作業療法を病院の外来で行う場合や事業所で行う場合はこの相互理解が必要です。

　そして、患者さんの意欲や自発性を引き出し、自己の判断力、決断力を高めるためには、作業導入時には患者さんに各種目の作品コースを見せ、難しさや根気がいるのはどれも同じなので自分が途中で嫌になっても作ってみたいと思う種目を選んでもらうようにします。機能障害については各作業種目を作品や第6章の図1の「治療の流れ（全体図）」(p.56)で示すように作品を段階付けます。指導方法も始めは説明を少なくし、やって見せる、手取り足取りの指導から、徐々に本の説明を読み、分からないところを聞きながら作業ができるようにしていきます。第6章の図1にあるように、まず基礎的なものを作るところから始め、順に、応用→発展（創造）を必要とするものに挑戦していけるように作業を組み立てます。このとき、「挑戦してみませんか」という言葉を意図的に使います。失敗に弱いこともあるため、挑戦という言葉には失敗があり、失敗という言葉にも徐々に慣れてもらう必要があります。学習障害とも言われる統合失調症の患者さんは、学んだことを般化しにくいと言われているため、1種目を終了したら、また別の種目でも試し、強化していくことが望ましいです。このように、同じ手順を繰り返しながら作品作りをすることは機能障害により手順が崩壊していると言われる患者さんにとって、手順を取り戻し、機能を回復する一助になると考えます。

　また、陽性症状を呈し、それらに振り回されている患者さんには、作業と

いう現実の場面に注意を向けてもらい、精神と身体の健康的な部分へ働きかけることにより、一時的に症状からの解放を図ります。作業が合うと、患者さんから「作業をしている間は、幻聴が聞こえなくなった」という言葉を聞くことがしばしばあります。

　先に書きました失敗に弱いという特徴は、よくいわれる脆弱性につながると思います。作業には失敗がつきものです。徐々に失敗に慣れ、成功する喜びと失敗から学ぶ体験を繰り返すことで患者さんを強くすることも、再発を防ぐために必要であると考えています。

　対人関係では、最終的に雑談や具体的な相談ができるようになれば良いのですが、患者さんの中にはうつ状態から躁状態に変わると話し好きになり、急に会話が増える人もいます。場合によっては過干渉になって他の患者さんに声をかけ過ぎることがあります。様子を見ていますと、たいていは患者さんたちの間で注意をしていますが、相手の患者さんたちが困惑しているときにはいったん席を外してもらうことも必要です。

　作業療法士として働き始めた私に、院長より最初の出された処方箋は「問診ができるように」でした。患者さんが口を聞いてくれず、拒否され、病棟通いをしました。週5日、定時に1時間、一定の場所で待つことを試みました。新人の私には、つらい修業のようでした。先の院長の言葉と、「分裂病の患者さんと接触できるようになるには、半年から1年かかる」という西丸四方先生の本の中の言葉を支えに続けることができました．患者さんが少しずつ近寄ってくるのを待つのを見ているうちに、患者さんの無言の動きを観察する力を養うことができました。言葉を発しない飼い猫の行動も参考になりました。こうして約半年後に作業療法に参加するようになりました。

　「新人は、技術も経験も未熟、一生懸命やるしかない。患者さんはそれに応えてくれる」と信じていました……。また、多人数をみることについても、臺弘先生であったと思いますが「一人を丁寧にみれば、一緒にいる患者さんも良くなる」と、助言していただきました。このとき以来、患者さんに声をかけるときには、周りにいる患者さんも意識しました。このようにして五感を研ぎ澄ますことを覚えたのです。患者さんの行動を意識する真剣な場に、BGMは邪魔でした。今でも患者さんが望まない限りは、音楽は掛けないようにしています。

第
13
章　再発を防ぐ

　病気は、精神疾患でなくとも生活の乱れなどがあると再発します。しか
し、精神疾患の場合は、再発するたびに障害が重くなっていきます。初発で
は復職できても、再発を繰り返すたびに知力、体力、気力といったものが低
下し、やがては仕事をすることもままならなくなっていきます。

　看護師だったある患者さんは、看護師として復職したものの仕事や家事な
どをし過ぎては再発を繰り返し、看護師の仕事ができなくなりました。その
ため、子どもの施設の用務員として働きました。その職場の同僚の人から、
「そんなに一生懸命働いていると疲れてしまうよ。疲れているときや体調が
悪いときは、簡単な備品の整理などをして過ごすことも必要よ」とアドバイ
スを受けたそうです。しかし、そこの仕事も再発してできなくなりました。
仕事をしたり、趣味の稽古事をしたり、子どもの進学など疲労や心配事など
を契機として再発を繰り返していたため、患者さん自身が「主治医や家族と
も相談して、働かないで家事と子どもの世話だけをするようにします」と決
めてからは入院することもなくなりました。入院で親しくなった人たちとは
電話などで交流しているそうです。外来の作業療法も周囲に気を遣うという
ことから主治医に休むように言われ、作業療法もいったん終了しています。
それでも、私との交流も途切れてはおらず、「元気にしています」の連絡を時
折いただきます。

　上記の患者さんのように、再発を繰り返す人は稀ではないです。7回も入退院を繰り返した患者さん（第8章のp.89に掲載した木工作品ペン立てを作った患者さん）も「7回も入院した。働いては入院し、働いて得たお金で入院費を払うということを繰り返してきた。これでは何のために働いているのか分からない。もう働きたくない」と働くのを止めて通所施設に通い、その後を知る限りでは入院していなかったようです。

　患者さんたちは作業をしながら、「今日、診察で先生から調子はどうですか、と聞かれたときに変わりありませんと言ってしまった。本当は調子が悪かったのだけど」と言われることがあります。その反対に先生方からも「今日は忙しかったので、患者さんが"変わりありません"と答えたら、診察を終わりにしてしまった」という話を聞くことがありました。そのようなときは、患者さんの話を聞き、必要に応じて改めて受診するように伝えます。

　また、調子を崩したときや怠薬しているときに、主治医に相談すると薬が増えることを心配し、「先生には言わないで」と主治医に話したがらない場合があります。話して薬が増えることで、「また薬が増えた。自分はダメだ」とさらに落ち込む原因となり、自身を追い詰める負の循環に陥る傾向があります。そのため、患者さんから「眠れない」「調子が悪い」「また幻聴が聞こえるようになった」などの話を聞いたときには、頓服を貰っておいて、それを2〜3日服用しても治らないようなら、受診日以外でも主治医の受診をするように勧めます。これは患者さんは「受診日以外の受診はできない」と思っていることがあるからです。

　このように、患者さんによっては主治医に話すことと作業療法士に話すことが違うことがあります。主治医に話せないことは作業療法士に、「作業をしたくない」など作業療法士に言えないことは主治医に話す、または別のスタッフや職員に話すということがあります。このようなことは誰にでもあることと思いますが、病状に関連することは情報の共有が必要です。

　再発しないようにするために、退院後の生活について、以下のような指針を作って患者さんとの話し合いの中で助言していきます。

＊　　　＊　　　＊

指針
1. 再発しやすい病気であることを話す。
2. 病気による能力の低下を教え、不安を減らす。
3. することは1つだけで、あとはゴロゴロすること。

4.（することを）増やすときは1つずつ、時間をかける。
5. 疲れや自分の状態を教える。
6. セルフコントロールを教える。
7. 自分の居場所を3箇所作る。

＊　　　＊　　　＊

1 再発しやすい病気であることを話す

　精神疾患に限った話ではありませんが、精神疾患の再発は、生活が乱れて発病時の状況に近づいたときに特に再発しやすくなります。そのため、患者さんが拒否しない限りは発病時どんな状態であったかを聞きます。そして、似たような状況になったときには再発する可能性があるので、早めに主治医に相談することを伝えます。この他にも、患者さんの中には発病した月の前後や、正月やお盆などに兄弟が帰ってきたときや親せきが集まるとき、3月前後の進学や就職や結婚などで人が動くときなどに崩しやすいことなどを話します。

　かつて20代の統合失調症の女性患者さんから、「とても可愛がってくれた祖母の死で、幻聴が聞こえるなど発病したときと同じような状態になった。再発かもしれない」と言われたことがあります。そこで、すぐに主治医の受診を勧めました。ところが後日、「薬が増えた。薬を2〜3日飲んだけど薬を増やすのが嫌だったので頓服を飲み、長野にいる妹のところに初めての一人旅をした。そうしたら、大丈夫だった」と話してくれました。祖母の死により初めての一人旅を計画するという患者さん自身の知恵で病気の症状から注意をそらすことに成功したように思います。この例のように、作業療法は、作業だけでなく、作業中に患者さんが悩んでいること、困っていることを話してくることがよくあります。他にも「診察を受けようと思っていたけど、話したらすっきりしたのでこのまま受診せずに帰ります」と言う患者さんもいました。このように、話をすることで不安が取り除かれることもあります。

　また、いざ仕事や学校、社会に戻るときには「職場に馴染めるかどうか」「周りからどう見られるか」など、さまざまな不安を感じるようになります。これは、病気の回復に伴い、現実見当識ができるようになるからです。病気から回復して現実見当識ができるようになったときには、「不安を感じていない方が心配です。本来、人は仕事や学校に戻るときには不安を感じて当た

り前です」と説明することにより、「自分だけでなく、他の人もそうなのだ」と他の人がどうかを知ることが不安の軽減になります。

　注意しないといけないのは、自分の状況が分かってくると失望して自殺する人もいることです。これ以外にも、人が自分をどう見ているかが気になり始め、仕事に手がつかなくなってミスが増えたりします。ミスが増えて注意を受けるようになると無断欠勤をしたり、職場放棄をしたりすることになります。そして、これらが幻聴になったり、被害妄想になったりして再発につながります。再発につながらないようにするためには早めの対応が必要です。独りでいると物の見方や考え方が主観的になり、ときにはそれが被害的な受け止め方をすることになります。人は他人を通して自分を振り返ることができますが、患者さんたちに聞くと、話す人や相談する人がいなかったり、病気などで友達とも疎遠になっていたりで、家族以外は話す人がいない人が多いです。誰かに話ができたり相談できたりするようになることが再発予防になります。そのためにも、相談できる人が3人いるかどうかということも大事です。これは誰にとっても同じことが言えます。

　私はある講演会で、「相談できる人3人、または愚痴を言える人が3人いるか。だいたい人は3人ぐらいに愚痴を話せば気持ちも落ち着いてきます。3人ぐらいの人に相談できれば自分の考えがまとまってきます」という話をしたことがあります。後にその話を聞いた精神科の医師から、「なるほどと思い、実際にやってみたところその通りでした。患者さんにもその話をしています」と言われたことがあります。この「相談できる人3人」というのは「指針7」の「自分の居場所を3箇所作る」にもつながります。

　話を聞くときに作業療法士に必要なことは、「大きな耳、小さな口、優しい目」です。これは、元プロ野球選手でコーチも務めた高畠導宏さんの言葉ですが、カウンセリングの基本でもあると思います。まず話を聞くことです。人は、話すことで自分の気持ちや考えが整理され、気付いていきます。私の経験でもそうですが、ついつい何かアドバイスをしてしまいがちです。ただ、聞くだけではなく、患者さんが、アドバイスを必要としているかも見定める必要があります。

2 病気による能力の低下を教え、不安を減らす

　患者さんたちは何らかの能力低下を自覚して「社会に出て大丈夫だろう

か」と不安に思っています。このため、作業療法の開始時の誘導の一つの方法として、「病気になる前と病気になってからと何か違っていませんか」と聞くと、「仕事ができなくなった」「勉強ができなくなった」「注意力や集中力が落ちてしまった」という返事が返ってくることが多いです。そのため、「現在の能力がどのようなものかを知るために、作業をしてみませんか」「脳力の回復を図るために作業をしながらリハビリをしてみませんか」と作業療法への誘導を図り、作業の中で作業量が次第に増えていくことや作業手順を覚えて一人でもできるようになることで、不安を減らしていきます。

　また、患者さん自身が能力の低下や不安を感じていない場合もあり、「特に変わりはありません」「何も変わっていません」と自分の変化に気付きにくい人もいます。その場合は、「病気になってから、考えるのがつらくないですか」「集中力がなくなっていませんか」「根気がなくなったと思うことはありませんか」と聞いてみます。「他の病気でも注意力や集中力が低下しますが、精神の病気になると他の病気以上に能力が低下することがありますよ。作業で回復をしていきましょう」と話すことにより、患者さんの不安を取り除くようにします。

3　することは1つだけで、あとはゴロゴロすること

　退院後は、入院疲れというものがあり、入院生活から自宅での生活に変わり、生活リズムが変わります。いくら自宅とはいえ、自宅生活の環境にも改めて慣れる期間が必要になります。環境に慣れることはとても疲れるので、しばらくはなるべく無理せず、することは1つだけにして休むようにと伝えます。主婦の場合は、「入院していたのだから、退院したら家事をしなければ」と言って炊事（料理）、洗濯、掃除とあれこれ動きまわろうとします。そのため入院生活から家庭生活に戻っても、病院の生活リズムに慣れているので生活リズムを切り替えるにも体力がいることを伝えます。前もって伝えておくと、疲れやすい原因が分かるので、不安が軽減されます。

　そうは言っても、いつまでもすることは1つだけというわけにはいきません。ずっと1つのことだけしかしていないと、それ以外のことがいつまで経ってもできないということになります。このため、どこかのタイミングで「すること」を増やすことが必要になってきます。

4 （することを）増やすときは1つずつ、時間をかける

　することを増やすと言っても、一度に複数増やしても、短期間で1つずつ増やしても病気の再発につながります。そのため増やすことは一度に1つ、時間をかけて増やします。増やす時期の目安には疲労状況があげられます。疲労状況を見ながら、することの量を増やしていくというのは、その量がやがて複数のことをできるようになるための負荷になるからです。例えば、退院後、自宅でやれることの一つに家事があげられます。指針3でも述べたように、家事には炊事（料理）、洗濯、掃除などすることが複数あります。しかし、退院後間もない身体には、これらの家事をすべてすることは負担が大きいです。私の場合、これまでの患者さんには家事の中でも食器洗いを勧めてきました。この理由として、一般的な家庭では、朝、昼、晩の3回は食事を摂ると思います。炊事もそれに合わせて3回することになりますが、材料を切ったり、煮たり、焼いたり、味つけを整えたりと工程が多くて複雑です。その点、食器洗いは食器の表と裏を洗剤がついたスポンジで擦って濯ぐだけです。このため、食器洗いは1日の中で最大3回まで回数を増やしやすいという利点があります。

　食器洗いを1つずつ増やす課題にした場合の手順として、始めは朝の食器洗いのみとします。ある程度の期間を継続できたら、昼の食器洗いを増やします。朝、昼の食器洗いを継続できるようになったら、さらに夜の食器洗いを増やします。どれくらいの期間で食器洗いの回数を増やすかは患者さんと相談して決めます。仮に朝の皿洗いのみの期間を1か月間に指定したとします。そして、指定期間を経過して昼の皿洗いも追加した後に皿洗いが継続できなかったとします。この場合、指定期間が1か月では短かったと判断し、再び朝の皿洗いだけを今度は2か月間指定します。このように、指定した期間を継続してもらい、指定した期間を経過したらすることを1つ増やし、継続できなければすることを1つ減らす、この繰り返しでその患者さんにとって妥当な期間を探っていきます。私の場合、今まで見てきた患者さんは3か月が妥当な期間でした。

　することの負荷が大きすぎると、回復に時間がかかる場合があります。そこで、することの負荷が大きいかどうかを判断するため、私は患者さんに日課表を記入してもらっています。日課表を記入してもらい、すること（仕事）と休む、寝るなどの時間配分がどれくらいかを分かるようにします。何かし

ら動いた後に、睡眠や休息の時間配分ができていれば良しとします。患者さんの中には、買い物や外出、外食といった何かしら動いた後に睡眠や休憩の時間配分が変わります。前述した皿洗いを課題にした場合でも、皿洗いの回数を増やした後に睡眠時間や休憩時間の増減が日課表に見られた場合、患者さんと話し合って、指定した期間にとらわれずに皿洗いの回数を調整する場合もあります。動いて疲れた場合、眠ったり休んだりすることができるようになったら、患者さんに回復してきている可能性があることを伝えます。余談ではありますが、食器洗いは、注意深く洗うことでストレスを緩和する効果をもたらすという研究もあります（Hanley AW, Warner AR, Dehili VM, Canto AI, Garland EL：Washing dishes to wash the dishes: Brief instruction in an informal mindfulness practice. Mindfulness 6:1095-1103, 2015）。おそらく、何気なく洗うより、食器の汚れに意識を向けることが移動療法に繋がっているのかもしれません。これは、食器洗いだけでなく、作業でも同じことが言えると思います。

5 疲れや自分の状態を教える

　第3章で、認知障害の一つに「疲れが分からない」と書きました。しかし、作業を通じて疲労を見極めるサインがあるので、その疲れのサインを作業（仕事）の中で患者さんが分かるようにします。私が今まで見てきた患者さんの疲労のサインは以下の通りです。

　1）前にできていた工程が分からなくなる。
　2）間違いが増える、見落としが出てくる。
　3）作業量が減る。
　4）姿勢が崩れてくる。
　5）両手を使わずに片手のみを使う。
　6）周りの言動を被害的に受け止める。
　7）ちょっとしたことでイライラする。

　1）の「前にできていた工程が分からなくなる」では、何か月も期間が開いている場合は別ですが、北欧織で言いますと平織のときに経糸を交互にすくうことが分からなくなるなどです。

　2）の「間違いが増える、見落としが出てくる」は、平織では経糸を1本おきに交互にすくうところを時折2本すくい、緯糸が浮いて見えるところが増

えることや革細工では図案の見落としや刻印の打ち残しが増えるなど注意力
が低下した状態になります。

　3）の「作業量が減る」では、織り段数を数えておくと段数が減っているこ
とで分かります。

　他の作業でも作業量が計測できるようにしておくと変化が分かりやすく、
「疲れていますか」「何か気掛かりなことがありますか」などと様子を聞き、
寡黙な患者さんとの会話の糸口にもなります。

　4）の「姿勢が崩れてくる」は、背中が曲がり、真っすぐにしていられなく
なります。

　5）の「両手を使わずに片手のみを使う」の例では、織物の場合、右利きで
あれば、右手にすくい板を持って経糸をすくいます。そして、このとき、左
手でも経糸を押さえる両手動作をすると効率が良いです。これは経糸をすく
う際に経糸を左手で押さえないと経糸が揺れてすくいにくいからです。しか
し、疲労してくると、経糸をすくう際に左手で経糸を押さえ、経糸をすくお
うとします。この場合、経糸が揺れてすくい板の先端にひっかかるので、傍
から見るとやりにくそうに見えます。ところが、本人は左手で経糸を押さえ
ることに気付かないようです。特に患者さんが入院したての頃は、まだ脳の
機能が働いていないのか、片手動作でしていることが多いです。そして、病
気の症状が良くなってくると両手動作になってきます。織物などの作業以外
に食事でも茶碗と箸を持たずに茶碗をテーブルの上に置いたままで箸の片手
動作だけで食べる場合もあります。これはまれですが、箸も使わず、犬猫な
どと同様に茶碗から直接食べることもあります。たいていは、作業をしてい
るうちにやりにくさを感じて両手動作になっていきます。しかし、患者さん
自身がなかなか気付かないときは、「左手を使う方が脳の機能回復になりま
すよ」などと助言します。

　6）の「周りの言動を被害的に受け止める」では、作業療法士と他の患者さ
んたちと話をしていると「今、私のことを話していませんでしたか」「廊下で
他の人たちが私の話をしているのではないでしょうか」と幻聴にからんで聞
いてくる場合もあります。このようなときは作業も進んでいません。

　7）の「ちょっとしたことでイライラする」では作業が雑になります。ま
た、北欧織では、織り方がきつかったり、動作が荒くなったりします。この
場合に、嫌なことが聞こえている場合もありますので、「どうかしましたか」
と聞いてみるか、または作業が嫌だったりすることもあるので、「作業が嫌
ですか」など聞いてみます。患者さん自身にも分からないときがありますの

で、そのようなときは、「疲れているようなので休んでください」と疲れや再発のサインとして伝えることも必要です。

　以上とは別に、原田誠一（国立精神・神経センター武蔵病院外来部長）は『正体不明の声～幻覚妄想体験の治療ガイド』（アルタ出版、2002年）の中で、幻聴を「正体不明の声」とし、この「正体不明の声」が生じる理由として「4つの条件」＝不安、孤立、過労、不眠をあげています。幻聴は、病気でなくとも、例えば山で遭難したときやこうした4つの条件が揃えば一時的に聞こえることがありますが、病気になると幻聴が日常的に聞こえるようになります。この「4つの条件」について、患者さんに話すと「そうなんですよね」と肯定する患者さんが多いです。そのため、患者さんと話をしながら「4つの条件」に陥っていないか、折をみて確認しています。患者さんは、経済的不安や困ったことがあってもなかなか言えないので、まず先生に話す、あるいは精神社会福祉士などに相談するように伝えます。言えそうもない患者さんの場合は、直接、医師や精神保健福祉士など医療スタッフに連絡します。また、この4つの条件は精神疾患に限らず、他の病気の原因にもなっているようです。病気の場合は過労や不眠が先で、それに不安や孤独を感じると病気が重くなるように思います。

　回復するには、回復するためのエネルギー（体力）が必要です。また何かをするにしてもエネルギー（体力）が必要です。「第2章　病気・障害とは何か？」にあげた、精神病理的異常として3つの概念の1つ目に「能動意識の減退やエネルギーポテンシャルの低下のような意欲面の変化」があります。私はこのエネルギーポテンシャルの低下ということを知り、患者さんの回復状態を充電式の電池に例えてみました。この電池の話は第3章にも書いています。電池には、単1、単2、単3、単4とあり、それぞれの大きさに違いがあります。しかし、電圧は変わりません。また、電流は回路の負荷によって変わります。電池の大きさの違いは、電気を生じるための反応物の量の違いです。電池が大きいということは、電池が切れるまでの時間が長いということが言えます。つまり、電池が大きい＝容量が大きいと言い換えることができ、エネルギーを貯める容量が大きいと言うことができます。そこで、私は、患者さんのエネルギーを電池に例えて、次のように説明しています。まず、患者さんが発病した始めの頃は単1の電池の容量であったと仮定します。しかし、再発するたびに単2→単3→単4の順に電池の容量が少なくなっていきます。このため、電池の容量が少ないわけですから、貯められる容量も少なければ、使える容量も少なく、すぐ疲れるようになります。エネ

ルギーを使い果たせばまったく動けなくなります。電池のエネルギーがなく
なれば充電するしかありません。もう一つ大事なことは、精神疾患の患者さ
んは充電時間が遅いということです。電池の容量が少ないからと言って、す
ぐに充電できるわけではありません。動けなくなったら充電している状態に
してエネルギーが充電されるまで待つしかありません。この待つ間が、眠る
ことやゴロゴロすることになります。患者さんはこの1日中寝ていることや
ゴロゴロすることに罪悪感、自責感を持ち焦ります。しかし、この罪悪感、
自責感や焦りが回復の妨げになります。このため、上記の充電式の電池の話
とともに、エネルギーを使い果たさないように余力を残しながら行動するよ
うに助言しています。では、助言したからと言ってすぐに自分でコントロー
ルできるかというとそういうわけではありません。自分でコントロールする
ことはなかなか難しく、場合によってはご家族の協力を仰ぎます。ある患者
さんは、「バイトを始めたら、帰ってきてからも動きたくなり、お母さんに止
められてしばらくは毎日のように喧嘩をしていた」と話してくれました。患
者さんは、最初の頃は疲労や自分の状態がよく分かっていないことが多いで
す。調子が良くなって動けるようになると、患者さんは自分で動くことを止
められない場合があります。この疲労についても、第9章で紹介した『現代
人間工学概論』（p.104）なども参考にしてください。

6　セルフコントロールを教える

　セルフコントロールの一つの方法として、ここでも患者さんに日課表をつ
けることを勧めています。自分の生活がどのようになっているかをまず書い
てもらいます。その状態から次にどうするかを考えてもらう、仕事ができる
体力があるかなどを患者さん自身が判断できるようにしています。
　図1の2枚の日課表は、30代の統合失調症の男性患者さんの日課表です。
この患者さんが回復段階にあるときに、「1日をどう過ごしていいか分からな
い」と言われたのがきっかけでこの日課表を作りました。①は初めて患者さ
んが記入したものです。患者さんはこれを見て、「自分は何もしていないで
すね」と気付き、それ以後は少しずつ患者さん自身が仕事の内容を増やして
いきました。②はこの患者さんの1年後の日課表です。この頃はまだ私自身
が患者さんに日課表を記録してもらい始めたばかりでしたので色分けによる
工夫がありません。そのため、行動する時間が増えていますが、何をしてい

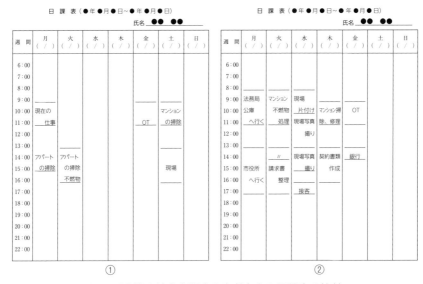

図1 ● 30代の統合失調症の患者さんの日課表の比較

るかは分かりにくいです。

　図2の2枚の日課表は、前述とは別の20代の統合失調症の女性患者さんです。①は退院後1週間目の日課表で、②は退院後2週間目の日課表です。ある時期から、蛍光ペンで行動を分かりやすくするために色分けするようにしました。睡眠は青斜線、休息は青枠、仕事や家事手伝いなどの仕事的なものは黄斜線と黄枠、趣味やテレビなどの上記以外の特別なことは橙斜線と橙枠で色分けしています。②では、日中の青斜線と青枠がなくなっており、睡眠と休息が減っていることが分かります。

　図3は摂食障害の患者さんの日課表です。この患者さんは、日課表を継続して記録していましたが、ある時期から日課表を記録することにより、何もしていない時間を気にするようになりました。この結果、「空白を埋めようとして疲れてしまう」と言われたので、日課表の記録を中止することにしました。反対に患者さんの中には、いったんつけるのを止めたのですが、「再発したくないから」と就職後に再開している人もいます。色分けを始めた頃は、患者さんに話を聞きながら作業療法士が色分けしていたのですが、慣れてきた患者さんの中には指導待ちの間に作業療法士が忙しそうにしているのを見て、患者さんが自発的に自ら色塗りをするようになりました。それを見

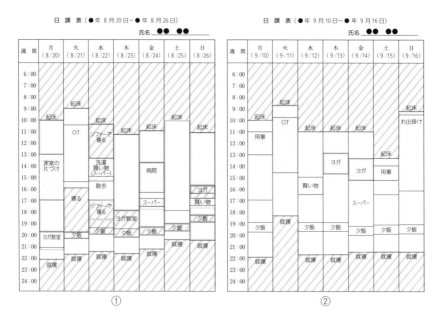

図2●20代の統合失調症の患者さんの日課表の比較

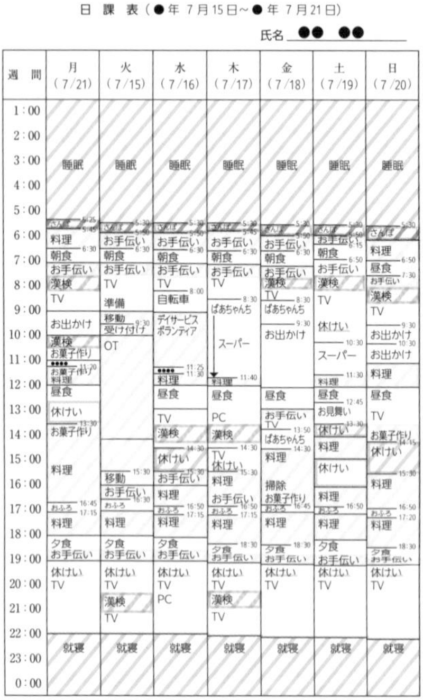

図3●摂食障害の患者さん

た別の患者さんも同じように色塗りを積極的にしてくれるようになりました。社会的促進と意欲、自発性が垣間見られます。この色分けをすることにより行動が一目瞭然に分かるようになります。

　特に休息をどれくらいとっているかもよく分かります。昼間も寝ている時間が長くなったときはたいてい外出をした後や、行動的になった後です。疲れ具合が分かるので自分がどれくらいの動きができるのかが分かります。その疲れも、すぐに出てこずに、高齢者と同じように遅延して出てきます。若いときには運動した後すぐに筋肉痛が起こりますが、年を重ねるごとに筋肉痛も1日、2日、3日と遅れて出てきます。それと同じように疲れも遅れて出てくるので原因が分からないということにもなります。**5**の「疲れや自分の状態を教える」に書きましたように、こうした疲れの観察は患者さんの作業の様子でも見ることができるので、疲労度を見る指標を考えてみてください。そうすることによってアドバイスが的確になっていきます。

7 自分の居場所を3箇所作る

　家以外に自分の居場所を3箇所作るというのは、精神疾患の患者さんに限らず、誰にでも言えることですが、引きこもりや孤立を防ぐためです。1箇所は職場など働く場で、就労支援施設なども含まれます。残り2箇所は趣味や習い事やボランティアなどでも良いです。なぜ自分の居場所を3箇所かというと、人間関係がうまくいかないなど何かしらの理由で1箇所が通えなくなっても、残り2箇所の通う場所があれば、人との繋がりを保つことができるからです。2箇所になっている間にもう1箇所をまた探せば良いわけです。残りの場所で人との繋がりを保つことができれば、情報を得ることができます。しかし、1箇所しかない場合、そこに通えなくなったら、その時点でもう行くところがなくなります。新たに居場所を見つけるのは大変です。さらに一度引きこもるとなかなか出掛けるのが億劫になります。やがては誰かの助けがないと外に出られなくなります。そこで、作業療法に通ってもらうために親の送り迎えが必要になります。また、出掛けるための移動支援というのもあり、これを利用して外に出掛けるようになる人もいます。しかし、統合失調症の人は自分から何らかの支援を利用しようという人はまれかと思います。家族の内の誰かが送迎をすることになり、その役を引き受けるのはたいていの場合、母親です。

　以上のことは、定年退職した人も同じです。よく言われるのが「退職した
ら何かしようと思う。それまでは仕事だけ」という人は仕事を辞めてしまう
と、そこで何をしていいか分からなくなることがあります。私の知り合いの
男性も退職後2年間はテレビを見るだけの生活で、旅行に出掛けるときの支
度も「何を持っていけばいいか分からない」と言い、それまでできたことも
できなくなっていました。そのため、「仕事を辞める前から趣味を見つけ始
めておいてください」とアドバイスすることがあります。講演や研修会の講
師に招かれたときには「愚痴や相談を互いに言い合える友達を3人と居場所
3箇所」の話をすると、納得されることが多いように思います。

8 指針に基づいた例（番外）

　特殊な計測装置を用いた例ではありますが、私が個人事業で関わった3名
の利用者さんを指針に基づいて紹介したいと思います。私の事業所では、希
望する利用者さんに対して革細工の運動計測を試験的に行っています。革細
工の運動計測システムは、金沢大学大学院医学系研究科で准教授をしていた
夫である（故）関昌家（せき まさいえ）の考えに基づいて次男の関規寛が開発
しました。そして、図4に示すように、革細工で使用する道具にそれぞれ異
なるセンサーを付けました。

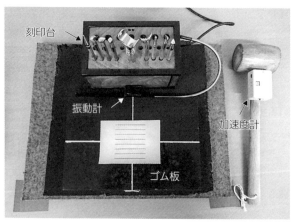

図4●センサーを取り付けた革細工の道具

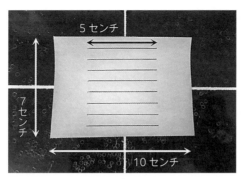

図5●革の寸法

　木槌には加速度計が取り付けられていて、木槌を振ったときの加速度が計測されます。加速度は積分を繰り返すことで、およそではありますが、加速度から速度、速度から距離を算出できます。次に、複数の刻印を並べる刻印台には光センサーが取り付けられており、どの刻印を使用しているかが分かるようになっています。さらに、革を載せるゴム板には振動計が取り付けられており、ゴム板に与えられた衝撃が加速度として計測されます。このようにいくつかのセンサーを組み合わせて、革細工の運動計測でどの数値に変化が見られるかを調べています。図5に示すように、革は大きさが縦7センチ×横10センチで、中央に5センチの線が上から8ミリ間隔で8本引かれています。1本の線につき1試行の計測を行います。このため、革は1枚につき8試行の計測を行うことになります。

　この革細工の運動計測では、まず、5センチ幅に引いた線にスーベルカッターで革に跡を付けてもらいます。次に、計測対象となる動作は、ベベラという刻印を木槌で2回叩いて少しずらすという動作です。この動作を1セットとして、スーベルカッターの跡をなぞってもらいます。5センチ幅ならだいたい1ミリずつずらすことになるので、このセットを50セット繰り返すことになります。ただし、革細工に慣れていない場合、必ずしも50セットで終わるというわけではありません。そして、木槌で刻印を叩いたときの加速度・速度・距離、木槌で刻印を1回叩いてから2回叩くまでの1セットの時間、刻印を移動して次のセットへ移行するまでの時間、ゴム板への衝撃、5センチ幅で行われた刻印打ちのセット数などが試行を繰り返すごとにどのように変化していくかを調べています。残念ながら、当事業所は個人で行っているため、計測環境の統一や対象者の分類などは厳密にはできません。この

ため、ここで紹介されるデータは、おおよその参考として捉えていただきたいです。

［症例1：復職したうつ病の利用者さん］

　復職を希望したうつ病の利用者さんは、うつ状態が長引き、当事業所の利用の申し込みから3か月後に通所して来ました。この3か月間、クリニックに通う以外はまったく動くこともできずに家で寝ていたそうです。職場から指示された復職プログラムは、週5日の勤務を想定して、週毎に勤務時間が延長されるというものでした。例えば、1週目は1日2時間、2週目は1日4時間、3週目は1日6時間、4週目は1日8時間と2時間ずつ勤務時間が延長されていきます。そして、決められた勤務時間で働いた後は、図書館などの職場以外の施設で過ごし、最終的には8時間のフルタイムでの勤務を目指すというものでした。この方法は、増やすものが時間で2時間ずつですが指針4（増やすときは1つずつ、時間をかける）に該当します。しかし、時間を掛けることに関しては指定された期間が短かったため、この利用者さんの状態から指定された期間内にフルタイムの勤務を目指すのは難しいことが予想されました。

　革細工の運動計測の結果、このうつ病の利用者さんではゴム板への衝撃に特徴的な変化が見られました。そこで、このゴム板への衝撃の変化を図6のようにグラフ化したものを職場の担当者に見てもらい、復職プログラムが可能かどうかを判断してもらうことにしました。

　Allは、これまでに計測してきた利用者さんたちの平均値です（N＝16）。A

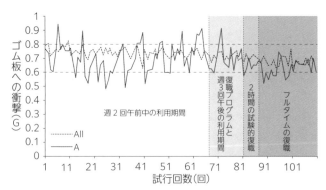

図6●うつ病の利用者さんのゴム板への衝撃の変化の比較

は、この利用者さんの平均値です。Allの平均値で表すように多くの利用者さんは、0.6～0.8Gの範囲で変動し、安定してくると0.7G付近に収束していきます。ところが、図6の週2回午前中の利用期間で示すように、このうつ病の利用者さんは、週2回で当事業所を午前中利用していた際は0.5～0.9Gの範囲で大きく変動していました（試行回数1～66回、246日間）。この変動のパターンとして、まず、うつ症状が改善してくると衝撃も上昇していきました。次に、うつ症状が改善すると再発前にできていたことを試したり、職場復帰に焦って無理をしたりすると衝撃も下降しました。図6の復職プログラムと週3回午後の利用期間では、指定された復職プログラムの条件として、当事業所で2時間過ごした後、それ以外の場所で6時間の活動が指定されていました。しかし、Allと比較して衝撃の変化が安定しないことや本人も症状が安定しないことを自覚するようになったことから、当事業所以外での活動時間を短縮するなど復職プログラムの条件を特例として緩和してもらうことになりました（試行回数67～80回、25日間）。症状が安定しないことを自覚するようになってからは、これまでの計測データの変化からゴム板への衝撃が0.6Gを下回ると身体的疲労を訴える傾向が見られていたので、0.6Gを下回った場合は土日の活動を抑えてもらうようにしました。これは、指針5の（疲れや自分の状態を教える）と指針6の（セルフコントロールを教える）に該当します。そして、図6の2時間の試験的復職の期間では、試験的に2時間の復職から始めました（試行回数は81～86回、23日間）。図6のフルタイムの復職の期間では、フルタイムの勤務時間にした当初は衝撃が0.5G近くまで大きく下降しました。しかし、仕事内容を簡単なことから始め、衝撃が0.6Gを下回った場合はよく休むように疲労管理をしてもらうことで徐々に安定していきました（試行回数87回以降）。このように、これまでの利用者さんの全データとこのうつ病の利用者さんのデータとを比較することで、職場の復職プログラムでは対応が難しいこと、復職プログラムの期間を延ばす必要性があること、勤務時間後に他所で過ごすという課題も免除する必要があることを理解していただきました。こうすることで、このうつ病の利用者さんの体調に合わせて、フルタイムの勤務に向けて勤務回数（通所回数）や勤務時間（活動時間）などできることを1つずつ増やしていきました。これは指針4の「増やすときは1つずつ、時間をかける」に該当します。約1年の通所の後に通常勤務に戻りましたが、その後も月1～2回は当施設を利用され、計測と北欧織の段階付け作業の10段階目を継続して約3年が経過しています。職場の責任者とも情報を共有しながら、ご本人には、日常

のお話を伺いながら計測結果をフィードバックし、休息をとることや仕事量の調節を図ってもらっています。

［症例２：再就職した双極性障害とADHDを併発した利用者さん］

　この利用者さんは、当事業所に来た当初は診断名が双極性障害だけでした。通うきっかけは友人の紹介で、その前までは大学病院の精神科作業療法に通っていました。20代から当事業所を利用し始め、そのときはフリーターでした。装置を使った計測課題に興味を持っていたようなので、来所当初から革細工の運動計測を行っていました。数を数えるのが苦手なのか、職場ではお釣りの受け渡しや商品の品数などで数が合わないことが多々あったそうです。そこで、図7のように実際のセット回数の変化をグラフ化してみると、ADHDで双極性障害を併発した利用者さんでは次のような変化が見られました。

　図7のAllは、これまでに計測してきた利用者さんたちの平均値です（N＝16）。Bは、この利用者さんの平均値です。Allの平均値で表すように、多くの利用者さんは刻印を50回打てるようになると、その回数が大きく変動することはほとんどありません。ところが、この利用者さんは、フリーター時代は安定して刻印を50セット打つことができませんでした。このときの会話では、フリーターとして働くことに対して不安を訴えることが多かったです（試行回数1〜41回、414日間）。また、同じ職場でフリーターから正社員になった正社員時代（試行回数42〜132、1371日間）でも、勤続3年目あたりから安定して刻印を50セット打つことができませんでした（試行回数67）。こ

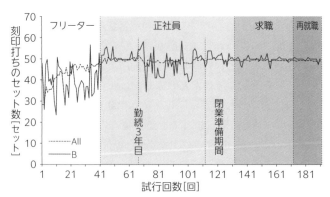

図7●双極性障害とADHDを併発した利用者さんの刻印打ちのセット数の変化

の理由として、フリーター期間も含め、正社員になって3年経ったにもかかわらず、仕事を覚えられないことや同じ間違いを繰り返すことを職場の上司から咎められることが増えたからでした。フリーターと正社員の2つの時期にカウンセリングで共通していたことは、将来に対する漠然とした不安でした。この職場では、自分の障害を隠していましたが、幸いなことに周りのフォローもあって、何とか仕事を継続することができていました。また、指針7の「居場所を3箇所作る」について説明したところ、偶然ではありますが、工芸品の作製方法を学ぶ機会に恵まれました。このように、職場以外に、当事業所と工芸を学びに行く場を増やしたことで仕事以外のことにも注意を向ける機会ができました。

　正社員になってしばらくした後、これまで勤めていた会社が閉業することになりました（試行回数112）。閉業後にどのような職場に再就職するかに関して、今までの職場での自分の働きぶりから健常者枠での就労は難しいことを自覚していたので、障害者枠での就労に応募することにしました。このため、それまでは抵抗のあった障害者手帳を取得することもしました。障害者手帳を取得するにあたり、ハローワークの職員に話を聞きにも行きました。この職員も障害者手帳を取得していたので、本人の体験も交えながら、障害者手帳を取得する上でのメリット・デメリットを知ることができました。聞いた話の中で、デメリットはありませんでした。利用者さんが一番気にしていたことは、障害者手帳を取得した場合、障害があることを再就職先で公にされるのではないかということでした。要するに、障害者手帳を取得することは、障害者のレッテルを貼ることになり、自分が障害者であると周囲に公にすることにつながると考えていたようです。このような考えは、この利用者さんに限ったことではありませんでした。これまでに関わってきた他の利用者さんやそのご家族の中にも同様の考えを持つ人がいました。このため、障害者手帳を本人自身が取得したがらない、あるいはご家族が取得させないということが見られました。しかし、この利用者さんは、障害者手帳を取得したからといって、障害に関する情報を再就職先で公にされることはありませんでした。むしろ障害者手帳を取得することで利用できる施設もあり、公共の交通機関を半額で利用できることから、移動にかかる金銭的不安が多少解消できました。

　求職期間中は、前職の失業手当があったため、当面の生活は何とかなったようです。また、障害者手帳を取得したこともあって、障害者職業訓練センターにも通うようになりました（試行回数133〜172、210日間）。障害者職業

訓練センターでは、検品などのシミュレーションなどをしていたそうですが、やはり数を間違えることがあったそうです。当事業所でも再就職に向けた課題として、北欧織に挑戦することを提案しました。この理由として、北欧織は模様を織るために一度にすくう経糸の数や段数を数える必要があり、数の数え間違いが模様に現れます。また、間違った場合は、織った糸を外してやり直すことができるので、やり直しによって間違えた理由を検証できるという特徴があります。真面目にハローワークや障害者職業訓練センターで求職しながら通っていたためか、求人情報を知る機会が増え、無事に失業手当の期間内に再就職することができました。将来に対する不安などは、当事業所や職業訓練センターなどを利用し、仕事でどういった問題が起こるかを把握していくことで解消していきました。また、織物や革細工の運動計測などで数が合わない状況が出たときは、土日はできるだけすることを抑えてゴロゴロすることも提案してきました。これは、指標3（することは1つだけで、ゴロゴロすること）に該当します。このように当事業所の利用初期から指標5（疲れや自分の状態を教える）と指標6（セルフコントロールを教える）を少しずつ実践していった結果、7年近くが経った現在でも再発を防いでいます。また、少しずつですが、活動できる期間が増えてきています。

［症例3：再発して統合失調症から双極性障害に診断が変わった利用者さん］

　この利用者さんが当事業所に通うきっかけは、他の福祉施設の職員の紹介でした。元々はその福祉施設で観賞魚を飼育する予定でしたが、諸事情で不可能になりました。そこで、当事業所で観賞魚の飼育ができるということを条件に当事業所を週2回利用することになりました。利用当初の診断名は統合失調症で、陽性症状が強く出ていたためか、話し出すと止まりませんでした。観賞魚の世話があったので、当事業所を利用する以外に午前と午後に当事業所に平日は毎日通っていました。病気の症状の影響を調べるため、この利用者さんにも革細工の運動計測に参加してもらいました。統合失調症には運動機能障害があると言われているので、革細工の運動計測において、木槌で刻印を1回叩いてから2回叩くまでの1セットの時間の変化を調べてみました。

　この利用者さんの1セットの時間の変化を図8に示します。Allは、これまでに計測してきた利用者さんたちの平均値です（N＝16）。Cは、この利用者さんの平均値です。当事業所の利用当初は、この利用者さんも、統合失調症の特徴である陽性症状と陰性症状を交互に繰り返していました。その影響か

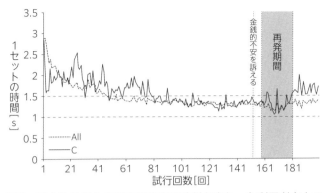

図8 ● 統合失調症から双極性障害に診断が変わった利用者さんの
1セットの時間の変化

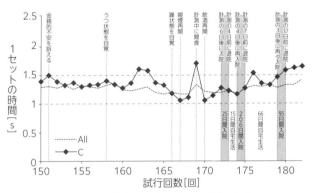

図9 ● 再発期間の1セットの時間の変化

どうか分かりませんが、Allと比較すると分かるように、試行回数80回ぐら
いまでは1セットの時間が大きく変動していました。しかし、その後は、All
とほぼ変わらない時間で推移していきました。ところが、図8に示す再発期
間では時間の変化だけでなく、行動にも大きな変化が見られるようになりま
した。この行動の変化を説明するために図8の再発期間を拡大したグラフを
図9に示します。図9の再発期間には再発前の期間と退院後の予後の期間が
含まれます。

　再発期間を拡大してみてみると、統計的な有意差は見られませんでした
が、躁状態を自覚したあたりから1セットの時間が約1秒近くと速くなって
います。まず、最初の変化として、利用者さん本人がうつ状態であることを

自覚し始めました（試行回数158回目）。日常生活でボーっとしていることが多く、当事業所で作業を教えても忘れることが多いようでした。この状態が、躁状態を自覚するようになる日（試行回数166回目）まで28日間続きました。

　次に、躁状態であることを自覚するようになりました（試行回数166回目）。このあたりから多弁になり、他の利用者さんにも頻繁に話しかけるようになっていきました。試行回数167回目を行った日には、1セットの時間が約1.05秒と短くなりました。作業では、1時間の織物をしており、普段は毛糸を1本織るたびに整形していました。ところが、このときから複数本織ってから整形するようになりました。つまり、作業が丁寧から雑で、いい加減になりました。そして、この日の2日前から長期間止めていた喫煙を身体に良いという理由で再開していました。試行回数169回目を行った日は、1セットの時間が伸びています。この理由は、この利用者さん本人が革細工の運動計測中に「おやつを食べたい」と言って間食したからでした。このとき、計測する意味を再度説明しましたが、本人が頑なに意見を変えなかったので、記録を残すために計測中の間食を認めることにしました。そして、この日から金銭的不安を理由に当事業所の利用回数を週2回から週1回に減らしました。この日の午前に主治医と問診がありました。多弁、多動になり、異性の服も着るようになったので、躁状態がひどくなってきていると判断し、以前から入院を勧めていました。ところが、この主治医は、周りがこの利用者さんの人間性を分かっていないという理由で入院を否定しました。この内容については、本人が入院を必要としない証拠として、主治医の許可を得た上で録音した内容を入院する前に聞かせてくれました。試行回数170回目を行った日は、再び1セットの時間が約1.05秒と短くなりました。このとき、喫煙と同時に長期間止めていた飲酒を再開したことが判明しました。日中からお酒を飲むようになっていたので、3日後の主治医との受診で入院の相談をするように再度勧めていました（試行回数172回目）。この主治医の受診の日も景気づけにお酒を飲んで行ったそうです。しかし、相変わらず入院の必要性はないということでした。そして、主治医の受診から3日後、警察の職務質問がきっかけで入院することになりました。これまでに説明したように躁状態を自覚し始めてから入院するまでの38日間で行動が徐々に変化していきました。1回目の入院期間は25日間でした。

　1回目の退院は、本人がまだ入院を希望していたようですが、主治医がその必要はないということで退院することになりました（試行回数173回目を

行う4日前）。退院後も相変わらず多弁、多動で、異性の服を着て日中から酒を飲み、入院前とほとんど変わりがありませんでした。試行回数174回目を行った日もお酒を飲んでいました。そして、薬もどこにあるか分からなくなり、飲まなくなっていたことも判明しました。その4日後に再入院になりました。結局、退院して自宅で生活した期間は15日間でした。今回の再入院の切っ掛けも警察の職務質問でした。2回目の入院期間は206日間でした。

　2回目の退院をしてからの試行回数175回目の日も相変わらず多弁、多動で、日中からお酒を飲み、異性の服を着てきました。このときから睡眠時間が短く、不規則であることを訴えるようになりました。再々入院するまでの間、自宅でお酒を飲んで酔って転倒して救急車を呼んだり、コンビニで痙攣発作を起こして救急車を呼んだり、家から家財道具をすべて外に出してしまったりと、いろいろと入院につながる問題がありました。しかし、いずれも本人が入院を拒み、主治医が入院を否定したので、入院には至りませんでした。そして、最終的に主治医が再々入院を決めた理由は薬を飲んでいないということでした。試行回数179回目の3日後に再々入院しました。退院して自宅で生活した期間は66日間でした。この間、当事業所の利用回数は5回で、休むことが多かったです。3回目の入院期間は95日間でした。

　3回目の退院から、再発期間の1セットの時間の変化を見てみると、入退院を繰り返すたびに徐々に時間が伸びています。この原因として、入院して計測するまでの期間が空いてしまい、やり方を忘れてしまったと考えられるかもしれません。しかし、この計測を2年間で172回続けており、学習曲線も描けています。他の利用者さんでも60回前後で1セットの時間が一定になり、その後は変動することがないことから運動学習が成立していることが予想されます。私たちが動きを意識しなくても歩いたり、話したりできるのは運動学習が関係しているからです。実際、これまでに計測してきた利用者さんに刻印を打つ動作で意識していることを尋ねると、最初は木槌や刻印の持ち方、木槌の振り方を意識するような答えが返ってきます。しかし、しばらく続けていると特に意識することがないという答えに変わっていきます。この利用者さんも再発するまでは刻印打ちの動作で意識することはなくなっていました。ところが、3回目の退院後は1セットの時間が伸びて1.5秒以上で変動するようになってしまいました。これは再発によって何らかの脳の機能障害が誘発され、その結果として運動学習にも影響が出たことを意味するのかもしれません。この利用者さんのすべての行動を計測しているわけではないので断言できませんが、作業の内容を思い出せなかったり、作業する

動作が遅くなったりしたことからも脳の機能低下が起こったように見受けられます。

　3回目の退院後しばらくして落ち着いて話せるようになってから、1セットの時間が約1秒近くまで短くなった理由を尋ねると、「とにかく計測を早く終わらせたかった」そうです。再発時は、作業中もじっとしていることができず、会話をしていても途中で大声を出し、こちらの会話を遮って話し続けることもしばしばありました。多弁で落ち着きがなく、何事にも我慢ができないという状態でした。計測中に間食することも我慢ができなかったそうです。ひょっとしたら、脳が行動抑制をできない状態だったのかもしれません。この利用者さんの行動異常に気付き、入院を勧めていたのは私たちだけではありません。この利用者さんに日頃から関わる精神保健福祉士も行動異常に気付いて入院を勧めていました。

　では、なぜ主治医がこの利用者さんの行動異常に気付かなかったのか、という疑問を持つ読者もいるかもしれません。この理由として、ご家族の話では主治医の前では薬を飲んでいると嘘をついていたようです。当然のことながら、患者さんの治療方針や入退院を決定するのは主治医です。私がこれまでに関わってきた患者さんや当事業所の利用者さんの多くは入院や薬を増やすことを嫌がります。そのため、入院や薬の増量を避けるために主治医に対して嘘をつかないとは限りません。また、問診時間によっては患者さん自身が自分の行動異常を誤魔化せてしまう可能性もあります。このため、日頃から患者さんと接する医療従事者同士の情報交換は必要不可欠と言えます。今回、この主治医がこの利用者さんの行動異常に気付かなかった大きな原因は、他の医療従事者からの情報を聞くことがなかったため、利用者さんの嘘を見抜けなかったということだと思われます。

❾ 当事業所で得られた知見の紹介

　この章では「再発を防ぐ」ことをテーマに7つの指針を紹介しました。また、番外として特殊な計測装置を用いて人の動作を数値でグラフ化することにより、精神疾患の改善と悪化を数値の変化から視覚的に説明することを試みました。では、病気の再発を防ぐために特殊な計測装置が必要かというとそういう訳ではありません。私自身、次男が開発した計測装置を用いるまでは、革細工や織物、木工などの作品を作る工程を教えたり、完成した作品の

出来具合や作品に対する反応を見たりして病気の変化を判断してきました。革細工では、図の写し方や刻印を打つ順番、刻印を打った跡の状態が判断材料になりました。織物では、図形の寸法や1センチ内の毛糸の本数（織り密度）、経糸の状態が判断材料になりました。木工では、図形の寸法や立体的な組み立ての状態が判断材料になりました。作業療法は、2時間の観察時間があり、作業を通じて行動観察が行えます。しかし、作業中の全ての行動を観察して記録するのは難しいです。これまでの章で説明したように、観察するポイントをいかに絞るかが重要になります。

　当事業所では作業や日常生活に見られる病気の特徴と運動計測したデータをその日のうちに利用者さんにフィードバックしています。作業や日常生活に見られる病気の特徴のフィードバックに関しては、次男には分からないので、私が担当しています。運動計測したデータのフィードバックに関しては、私には分からないので、開発者の次男が担当しています。今までに前例がなかったので、最初の頃は、計測した数値が何を意味するのか、私も次男も利用者さんも分かりませんでした。そこで、利用者さんの話を聞きながら作業や日常生活に見られる病気の特徴と運動計測したデータとを照らし合わせていくことにしました。とにかくデータが集まらないことには話にならないので、計測を繰り返してもらえるようにしました。そして、他の利用者さんの個人のデータやまとめたデータとも比較し、どのような違いがあるかも検討しました。そして、数値が変動した日以前の行動歴を本人に思い出してもらっていくうちに、数値が表す意味を利用者さんも私たちも理解するようになりました。試行錯誤を繰り返すうちに、利用者さんの中には、事前に数値のおよその変化を予測するようになったり、数値の変化から過去の自分のどのような行動に原因があるかを特定するようになったりしました。ただ単に数値だけ記録しても、数値の変化が起こった理由が分かるのは利用者さんだけです。これは、数値の変化をフィードバックする場合に限った話ではありません。作品を覚える過程で問題があったり、作品の形状に問題があったりしても、患者さんとの会話が成り立たなければ、その原因を知ることはできません。また、患者さんとの会話を成り立たせるには、信頼関係を構築する必要があります。患者さんとの信頼関係を構築できなければ、観察するポイントを絞ることもままならないでしょう。

　関昌家は日頃から「患者さんを大事にしなさい。医療従事者は常に患者さんから教わる立場にある」「分からないことがあったら患者さんに聞きなさい」と、学生だけではなく次男にも言っていたそうです。しかし、次男は夫

の研究を手伝っていましたが、作業療法士でもなく、医療従事者でもありません。彼にとっては当事業所を始めるまで患者さんと関わることがなかったので、計測装置を作り、数値の変化さえ見ることができれば良いと考えていました。実際には、そうした彼の考えに反して、得られたデータからだけでは数値が変化した原因を知ることはできませんでした。利用者さんからデータが変化した原因を聞くためには、彼が利用者さんとの信頼関係を構築する必要が出てきました。彼は、前職で脳機能研究に携わり、精神疾患モデル動物の行動評価をしていました。精神疾患モデル動物の行動評価では、薬物や手術、環境操作などで脳に何らかの障害をラットやマウスに与えます。そして、これらの動物に精神疾患のような行動異常が見られるかどうかを特定の行動が発現する時間や回数を基に評価します。このような経験が活かされたかどうかは分かりませんが、利用者さんから得られたデータと精神疾患モデル動物から得られたデータの話を組み合わせて説明することもありました。環境操作による精神疾患モデル動物の話は、利用者さんやそのご家族でも身近に起こりうる話だったので、特に興味や関心を持ってもらえたのではないかと思います。夫は、脳機能の研究以外に工芸品の美術館やモノ作りの資料館などを巡ることが多かったように思います。これは、患者さんが作業療法で作る作品の工程や完成品などから何らかの評価しうる基準を模索していたのかもしれません。このことが関係したのか、次男は、金沢市が運営する金沢市希少伝統産業木工専門塾で木工の技術を約10年間学びに行きました。患者さんとの信頼関係を構築する上で、患者さんは納得しないとこちらの指示には従いません。このため、患者さんに納得してもらう何かが必要です。その一つが、患者さんが納得しうる精神疾患や作業に関する知識だと思います。もう一つは、作業を通して問題が見つかったとき、患者さんと一緒に考えることかもしれません。病院では基本的には医師の処方箋に従って患者さんは作業室に通うようになります。退院後も外来で訪れる患者さんもいます。通う人数が多いと、一人ひとりの患者さんの話を聞き、一緒に問題を考えることは難しいと思うかもしれません。

　私が作業療法士として働き始めたとき、作業療法士の役割自体、世の中では知られていませんでした。今でも、作業療法を知らない人の方が多いです。たいていの患者さんは作業療法室には来たがりませんし、作業をやりたがりません。当事業所を始めたときも同様です。次男が始めた革細工の運動計測に関しても最初は理解を得られませんでした。私はそれが当たり前だと思っています。それでも、利用者さんの中には社会復帰した後も当事業所に

継続して通ってくれる人もいます。また、再発してしまった利用者さんも、その後も通い続け、徐々に改善が見られています。再発しても通い続けているのは、再発を予測できたことが大きいかもしれません。実際に、当事業所に通い続ける理由を尋ねると、「再発したくない」「入院したくない」という言葉が返ってきます。いずれにしても、これらの利用者さんの多くは、当事業所で行っていることに納得し、信頼関係が構築できたからこそ、長年にわたって当事業所に通ってくれているのだと思います。患者さんに作業の必要性を理解してもらい、信頼関係を構築するというのは時間が掛かります。このため、作業療法士には、患者さんが自主的に何かをしたり言ったりするまでに待つ忍耐力が必要です。これと断言できる方法がないので、作業療法士を目指す学生や新人の作業療法士には漠然としているかもしれません。それでも何かの参考になればと思い、当事業所で得られた知見を紹介することにしました。

　改めてそれらを箇条書きに要約すると次のようになるでしょう。

1. 発育および成長過程を再度たどること。
2. 段階付けた作業を通しての機能回復訓練。
3. 患者に病気への理解とその時々の状況認識を図ること。
　病状以外は特別ではないこと。焦り、不安への認識を図る。
4. 1つだけ継続させ、頑張りさせ過ぎず、程々に。
5. 作業と休息と遊びのバランス。
6. 家族への支援と家族の協力（家族の不安苛立ちへの理解）
7. 患者の自立時における家族の病気（患者の自立を促進）
8. 服薬の指導。
9. 患者をとりまく人たちの協力体制。

第14章 家族への対応

　普段、自宅で生活している患者さんの場合は、一緒に暮らす家族の存在が患者さんの予後に大きく影響します。そのため、家族が治療者になる必要があります。発病は、家族の責任ではないけれど、再発は家族の責任とまで言われる先生もいます。私もそう思うことがたびたびあります。家族は退院してきた患者さんが、見た目どこも悪くなさそうなのに、いつまでも家でゴロゴロとして何もしないことに次第にイライラしてきます。それが、統合失調症の陰性症状の特徴であることや薬により体が動かしにくいこと、病院での生活と家での生活リズムが違い、慣れるのに時間がかかり、疲れやすいこともあってなかなか回復が思うようにいきません。これらのことは、家族にはなかなか分かりにくいことです。

　ある患者さんは、あまりにも親がうるさいので自分の薬をお母さんに飲ませたそうです。そのお母さんは丸1日寝込み、それ以後、何も言わなくなったと話してくれました。これ自体は危険なことですのでお勧めはできませんが、ご家族にこの話をすると多少納得していただけます。私は、外来に来られる患者さんに任意で日課表をつけてもらっていますが、回復度を知るのに役立っています。日課表を見ると、統合失調症の患者さんは、長い人は1年ほどはほぼ寝ています。この間に音楽は聴けるか、テレビを見ることができるか、テレビはニュースを見るのか、歌番組を見るのか、単発ドラマを見る

のか、連続ドラマを見るのか、新聞は読めるか、本は読めるかといったこと
を見ます。これは回復段階を知るのにとても有効な情報です。

　次に、患者さんに対する家族の対応についてどのようなことに配慮してい
るかをいくつかの実例を通して説明します。

　一人目はある20代の外来の女性患者さんの例です。作業療法が開始され
た頃は、お母さんがトイレにまでついていくほどでした。家では何もせず、
会話もない状態でした。北欧織の段階付け作業に導入しました。**写真1の①**
の敷物1のように平織りが途中からできなくなり、同じ段に幾度も緯糸を通
しています。**写真1の②**の敷物2は縦縞模様が入ります。一応できています
が中央の所が違っています。**写真1の②**の敷物2が正確にできなかったため
と、ポシェットに進むのに抵抗があったため、再度、**写真1の③**の敷物2を
作りました。このときには、図案通りにできています。このように始めは図
案の認知が悪く、見落しが目立ちます。しかし、作業を進めていくと見落し
も減り、**写真2**のように次第に作業が正確にできるようになります。こうし

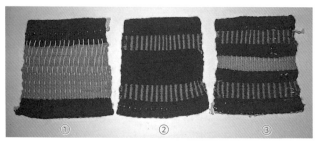

写真1●北欧織　敷物1と敷物2（②、③）

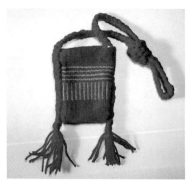

写真2●北欧織　ポシェットA

ているうちに、表情に笑顔も見られ、会話にも行動にも変化が見られるようになると、お母さんは患者さんをほぼ毎日のようにあちらこちらと連れて歩いていました。その後しばらくして、患者さんはお母さんに暴力を振るい、他の病院に入院となってしまいました。暴力の原因は、お母さんに連れて歩かれた結果患者さん自身に疲れが分からなかったのか、嫌と言えずに暴力を振るってしまったのか分かりません。しかし、このように患者さんが良くなると、家族は患者さんと出掛けるようになり、患者さんも出掛けることを好むようになります。家族も患者さんも遊びに行くのだから大丈夫だろうと考えがちですが、患者さんの疲労度は普通に考える以上に高いものです。第3章の作業療法場面で見られる障害のタイプと認知障害のところで、疲れに気付かない、疲れの原因に気付かないと書きましたが、患者さん自身が疲れを分かるまでにも時間がかかります。

　そのため、家族に患者さんが疲労を分かるまで、鏡で疲れた顔を見せて、疲れを教えてほしいと依頼したこともあります。その患者さんは2年ほどしてから「先生、疲れたことが分かるようになりました」と報告してくれました。発病時は、さまざまな原因があるので家族に責任があるわけではないのですが、再発は家族が原因になることもあります。

　二人目は作業療法に通い始めて間もない別の30代の男性患者さんの例です。

　彼は、発言もなく黙って作業をしており、多くの患者さんが始めはそうであるようにおとなしく目立たない人でした。慣れるまでと様子を見ていたのですが、あるとき突然、自殺しました。自殺の原因は分かりませんでしたが、あとで主治医に伺うと、家族が家の中で揉め事があり患者さんに余計な心配をさせまいと患者さん独りだけ別棟に住むようにした後だそうです。

　三人目は高校1年生の統合失調症の患者さんの例です。彼は別の病院に入院していましたが、親の顔も分からなくなり、ご飯も手づかみで食べていたそうです。そのことを知った母親が保健師の紹介で、私が当時仕事をしていた山梨の花園病院に尋ねて来ました。「入院は嫌」と病院へ行くことは拒否されているとのことでしたので、ご両親と面談。母親には「ご本人はそのままに、お母さんだけ1週間に1度、面談に来てください」「患者さんには命の危険や他者を傷つける恐れがない限り、できるだけ自由にして見守ってください」「ただし、ご両親がこれ以上は無理というときは患者さんにできないと言ってください」「ご本人が作業療法に行きたいと言われたら連れてきてください」とお願いしました。面談ごとに「夜どこかに行ってしまう」「障子や

襖をビリビリ破った」「お父さんと相撲をとりたいというのでとった」という
お話を聞きました。来所時のお母さんの様子は髪もとかさず、服装にも気を
配れない状態でしたが、面談に来られるたびに身ぎれいに、おしゃれをされ
るようになってきました。3か月ほどして、ご本人が病院に来るようになり
ました。当時、まだ外来の作業療法をしていなかったので、スタッフルーム
に来てもらい、そこから園芸作業グループに入ってもらいました。園芸指導
の方にも、「無理強いせず、自由にさせ、見守ってほしい」とお願いしまし
た。外来作業療法に通ううちに復学の希望が出てきたので、担任の先生にも
病院に来ていただきました。先生にも「奇声を発したり奇妙な言動があって
も、緊張したりしたときに起こりやすいので黙って見守ってほしい」とお願
いしました。担任の先生は、この話を生徒さんたちにしてくださったそうで
す。また、担任が変わったときにも先生方に引き継がれ、1年遅れで高校を
卒業しました。卒業後は就職し、結婚もされたと当時の主治医から聞きまし
た。この患者さんの場合は、保健師さんの紹介で来られ、ご両親、医師、作
業療法士、園芸指導員、ケースワーカー、学校の先生、同級生、就職先の会
社など患者さん中心のリハビリテーションチーム医療がうまくいった例です。
　四人目の統合失調症の中学生の女性患者さんの場合は、学校までケース
ワーカーとともに受け入れをお願いしに行きましたが、受け入れてもらえま
せんでした。この他にもたくさんの患者さんとご家族と接してきて、うまく
いった、いかなかった例を検討し、まとめたのが以下の項目です。

1．作業療法へ通う以外はゴロゴロさせておく。
2．決していろいろさせようとしてはならない。
3．家事手伝いを依頼するときは、当てにしてはならない。
4．患者さんの失敗は、黙って直しておく。
5．助言はしても、患者さん自身に決断させる。

　以上のことを留意して「干渉のし過ぎをせず、見守ってほしい」とご家族
や家族会でお話してきました。
　患者さん自身は動きたくても動く体力がないためです。また、患者さん自
身もそのことに気付いていないこともあります。自然治癒力を待つことが大
事です。医療職にできることは「患者さんの自然治癒力にほんの少しお手伝
いをするだけ」です。このことは私が学生時代に先生たちから教わったこと
です。

　また、患者さん自身がどうしていいか分からない、何をしたらいいか分からないといった状態もあります。前記の音楽を聴けるようになっているかと同様、家事を手伝うようになってきたかなども回復段階を通して見守ってもらうようにお願いしています。

　患者さんの中には、一時的にお母さんと一緒に寝たがったり、幼児のように両親の間に寝たがったり、お母さんの胸や体に触りたがったり、30代の女性患者さんが幼児語を話していたり、奥さんのそばから片時も離れない30代の患者さんなど、一時期ですが大人でも幼児返りをすることがあります。こういうときは大概患者さんが不安定なときですので、できる限り受け入れてもらうようにお願いしています。期間はまちまちですが、落ち着いてくると次第に幼児のような行動はなくなります。家族には、回復には、1、2年かかりますと伝えますが、患者さんの状況を受け入れられるようになったときは「3年、5年、10年と子どもが成長するのと同じと考えてください」、ときには「子育てをもう一度してください」と家族面談や家族会で話しています。そのため作業療法士は人間の発達過程を捉えておくことも大事です。このような話を若い作業療法士の方たちがすることには難がありますが、経験を積みながら心掛けておくと良いと思います。

　また、患者さんは絶えず、家族の動向を気にしています。両親は早く働いてほしいと思っているのではないかなど気にして焦っていることもあります。そのため家族から頼まれると無理して行い、体力を消耗します。ときには、嫌と言えずに「はい」と言ったまま、何もしないこともあります。そうすると、家族は家事手伝いを頼んでも患者さんが何もしないとイライラを募らせ、患者さんを責める目で見ることがあります。患者さんはそれを敏感に感じ取り、自分はダメな人間だと思い、前の章にも書きましたが、「自分は怠け病である。ゴロゴロ病であると」と言う患者さんもいます。

　何か頼むときは、朝の食器洗いだけといったように1つだけ頼みます。それをやらなくても責めずに、まだ回復していない、できない状態にあると思って「待ってほしい」と家族にお願いします。回復段階が進んでいれば少しずつするようになります。また、失敗したときは、すぐにそれを指摘はせず、患者さんに分からないように黙って直しておくようにとお願いします。これは、患者さんが失敗に弱いからです。また、えてして家族は失敗を許さない場合があるからです。直されると、「やはり自分はダメだ」と思い、やろうとしなくなります。むしろ「有り難う。助かったわ」という感謝の気持ちを伝えてもらうことが大事です。また1つができるようになったら褒めて、

また1つ手伝いをお願いするというように徐々にできることを増やしてもらいます。決して立て続けに増やさないことです。これもお手伝いという段階付けです。

　家族会で、あるお母さんが「娘に洗濯物を干すように頼んだら、しわくちゃに干しているのでとても頼めんわ。結局自分が直すことになるから」と話され、それに同感の声があがったことがあります。でもそれではいけないと気付いて、ご自分を改めるようにした家族の患者さんは、その後は失敗しながらも仕事に就いたと後で聞きました。家族が患者さんの失敗を許容できないと患者さんは経験不足となりますし、失敗を恐れて何もしなくなります。子どもが良くなることを望むなら、親自身が変わらないと良くならない場合もあります。

　統合失調症の症状に、「させられ体験」というのがあります。これは自分がしようとしているのではなく、人にさせられているという思いです。

　あるとき、作業療法に来ている患者さんが作業をしながら「自分で、あれもしよう、これもしようと思っているうちに、いつの間にか自分が思ったことなのに人にさせられているように思ってしまうのですよね」と話してくれました。この患者さんが話してくれたことが全てではありませんが、このように人にさせられていると思うことが被害妄想となり、ときに前述のようにお母さんに暴力をふるった原因になっているとも考えられます。

　そのため、決め事や相談された場合は、助言をしても患者さん自身に決めてもらうように話します。

　これは私が患者さんから相談を受けたときにも同じです。いくつか参考になる意見を出しますが、「他の人にも聞いてくださいね」「その中で自分が納得するものを選んで、決めてください」「人任せにせず、自分の人生は自分で責任を持ってね」とも言います。家族も同じです。いつまでも親が患者さんを保護するわけにはいかないのです。

　家族の中には、「私が面倒を見なければ、誰が見るのですか」「そのためにも自分が元気にして頑張らないと」「私はこの子が亡くなってから死にたいので、それまでは元気にしていないと」と言われ、患者さんの世話をすることが生きがいになって、高齢になってもお元気な方がいます。そのため、ご家族には、患者さんを自立させるために家を留守にする時間を少しずつ長くしてください」または「病気になってください」「風邪で寝込んだり、仮病をよそおって、調子が悪いと休んでください」とお願いすることもあります。これは子どもが、親の病気になったときに、成長していくのと同じです。た

いていは親が病気をしたり入院したりするので、そのときに患者さんは自立しています。前にも書きました「僕が作っているのは何ですか」と聞きに来た患者さんは、お母さんが階段から落ちたときには、救急車を呼び、入院後も一人暮らしを続け、退院してから10年以上、再発せずにいました。その後も当時から患者さんの通院の世話をしていた他の患者さんから「転院したが元気でいる」と、年賀状を頂きました。他にもこのような例がたくさんあったため、先に記したような「病気になってください」のアドバイスになったのです。また、発病して退院後に準引きこもりになっていた利用者さんの母親は、「私がそばについていないと」「この子が喜ぶことならなんでも、買い与えていた」と言われるほど10年以上も利用者さんのそばを離れることなく過ごしていました。私の事業所に通うようになり数年経ったある日、突然、公的お見合い機関に行き、結婚相手を見つけ、結婚してしまいました。そのときの理由が、「お母さんから離れたいから」でした。母親の方のショックがとても大きく、しばらくは母親のフォローをすることになりました。そのため家族面談では、「お母さん自身が何か趣味を持ったり友達を作ったりして、お子さんの自立時のショックを和らげてください」と助言しています。

　また、患者さんが心配なあまり家族が自宅に居続けるため、家族が寝ている時間に、また近所の人に合わない夜間に外出したり、活動するようになり、ときには昼夜逆転の生活に導いてしまうこともあります。

　一人暮らしが危ぶまれる患者さんもケースワーカーやさまざまなサービスを受けながら、親がデイサービスに通うようになるとその世話をしたり、親が亡くなった後は一人暮らしをしています。むしろ、親が患者さんの自立を阻んでいることがあります。

　親に必要なことは、困ったらどこに相談に行けばよいかを伝えておくことです。

　この章のテーマを「家族への対応」としましたが、病気をしている人がいると家族も大変です。躁状態になるとどこへでも出掛けていき、高価な買い物をしたり、必要とも思えない契約をしてしまったり、突然どこかへ出掛けてしまったりということがあります。他にも昼夜逆転の生活を送っていたり、昨日まで元気に動いていたのにある日突然まったく動かなくなってしまったり、幻聴や妄想に左右されて石を投げ入れるなど隣近所に迷惑をかけるということもあります。このような患者さんの様子に振り回され、どう対応していいか分からず疲れ切ってしまう家族が多いです。家族の話を伺い、家族の思いや大変さを理解することも必要です。

　私は、花園病院時代は、常勤の作業療法士として働いていたので、作業療法を週6日していました。しかし非常勤として勤めるようになったときは、どの施設も週1回の作業療法でした。外来などで通ってくる患者さんは、日中、家で過ごしています。そのため、家での過ごし方が大事になってきますので、家族の協力がとても大切と考え、家族面談をしてきました。

　リハビリテーションはチーム医療なので、家族への対応には病院や施設によってそれを誰が行うかいろいろな形があります。基本として、患者さんやそのご家族に対する作業療法士としての対応ということでは共通した職業意識として持っておく必要があります。

おわりに

　私は、患者さんに「無駄なことは何一つない。病気をすることも、障害を持つことも、失敗することも。無駄と思ったらすべてが無駄になる。人はいずれ死んでしまうのだから生きることさえ無駄」「最大の失敗は、自分で命を絶ってしまうこと。なぜならやり直すことも、失敗を活かすこともできなくなるから」「学ぶ気持ちさえあれば、何からでも学ぶことができる」「生きていればこそできること」「死んでしまったら、何もできない」と伝えています。私の話を受けて、ある女性患者さんは、「死なないで、病気になったのは良かったんだね」と、笑顔になって言いました。

　作業療法は、モノ作りをしながら、失敗をすること、無駄をすること、そして、それを工夫して乗り越えること、自分でできなかったら人に聞くこと、またはSOSを発信すること、やり遂げる達成感を得ること、また次の目標を定めること、人に教えることで人に役立つことを学ぶ機会となります。北欧織をはじめとする10の作品を作り続ける段階付け作業は、次に何を作るかという目標が提示されています。「何をしていいか分からない」という患者さんにとって、目標が提示されていることでやるべきことがはっきりと分かり、それに取り組んでいくうちに最終的にはそれまで学んできた技術を活かして自分で作ってみたいものに取り組むようになります。これは、自分で目標を決めるという体験にもなります。始めは小さな目標から次第に大きな目標に変わっていき目的を達成します。このような流れは、リハビリテーションの長期目標を達成するための短期目標を設定するという過程と同じです。最終的には患者さん自身が病気であっても、障害があっても、自分のやりたいことを見出していきます。患者さんだけではなく誰もが同じです。障害があろうがなかろうが、目標を目指し、今、自分のできるところから始めます。その足がかり、手がかりの切っ掛けを作れればよいと思います。私はこの仕事を続けるにあたり、胸に刻んでいる言葉があります。それは私が学んだ日本で初めてのリハビリテーションの学校で、今は残念ながら廃校になってしまった、国立療養所東京病院附属リハビリテーション学院の初代学院長であった（故）砂原茂一先生の言葉です。

　「我々医療者には何もできない。できるとしたら患者さんの自然治癒力に

ちょっと手を貸すだけ」です。

　私たち医療に就くものが病気のことを分かっているわけではありません。病気になった人でないと分からないことがたくさんあります。たくさんの患者さんの病気を見てそれをまとめて得た情報を持ち、それを治療として活かしているのが医療職です。患者さんから学ぶ姿勢を失ってはならないですし、「患者さんに対して謙虚であれ」です。

　そして、もう一つ、これは私自身が体験して得たものです。私が30代で山梨県甲府市から夫の転勤先の金沢に移り住んできたときのことです。それまで共働きで仕事をしてきた私には、リハビリテーションと言ってもまだ知られておらず、私のような作業療法士を雇ってくれるところもありませんでした。それまで忙しくしていた私にとっては、ぽっかり大きな穴が心にできたようでした。昼間にお酒を飲みたくなったり、料理をしているときに、包丁を自分の足に落としてみたくなる衝動に駆られていました。このとき、花園病院時代に割腹自殺を図った患者さんのことを思い出しました。なぜ彼女はそれができたのだろうか、とても痛いことなのにと。でも私が足に包丁を落としたいと思ったときは、痛いなどとは思ってもみませんでした。痛いなどと思ったら、できないほどの状況だったことを身もって体験しました。

　そうこうしているうちに進行性強皮症という病気に掛かってしまいました。当時は膠原病の中の難病と言われ、調べれば調べるほど、それが場合によっては5年ほどしか生きられないような皮膚疾患だということが分かりました。さらに皮膚だけでなく食道や内臓、肺なども侵され、手足の指も腐るなど嫌な情報ばかりが知識として入るようになり、不安だけが募っていきました。これでは自分がだめになると思い、まず家に閉じこもっていては良くないと思いましたが、私の生活範囲も狭く、知り合いのまったくいない場所で生活するのは大変です。どうやって新しい生活を始めるか、と考えたとき、公民館の籐細工教室に通おうと考えました。籐細工を習うことを目的にするだけでなく、人とのつながりを求めました。子どもの学校から知り合いを増やし、ボーイスカウトに子どもを参加させるなどして自分の生活範囲を広げていきました。転勤族と言われる方たちは、おそらくこのようにして社会適応をしていくのだと思います。

　さらに仕事をしようと思い、花園病院時代の上司である（故）秋山嘉門先生に前もって紹介していただいた高松病院の総婦長であった（故）大野満枝さんという方を訪ね、石川県こころの健康センターを紹介していただきました。これを皮切りに、次第に山梨時代の知り合いの作業療法士の人から福井

総合病院、福井や犀潟のリハビリテーションの専門学校の講師を務めるというように、1つの仕事が終わるとまた次の仕事を依頼されるという状況でした。仕事の多いときは、週5箇所になりました。忙しすぎて、バスに乗っては「今日はどこだったか」と考えるときもありました。自分から仕事を辞めることはありませんでした。私が必要でなくなったときがその施設での仕事の終了でした。1つが終わるとまた仕事の依頼があるというようにして、今日まで、半世紀、いろいろな場所で仕事を続けています。自ら求めた仕事であるT&Nリサーシャ（T&N活動支援研究所）も、生きていく流れの中でご縁があってできたことです。私が働いてきた場所は、全て人と人とのつながりの中で始まり、私はそこでの仕事をただひたすら、人の笑顔が見たくて続けてきました。もちろん食べるためでもありましたが。そう思えたのは、働かなくても主婦をしていれば食べてはいけるという気楽な状況だったとも言えます。

　最初は1つであった難病も身体的精神的ストレスによって3つに増えました。一時期は腐ったような紫色の手を見て、「このまま手が腐るのではないか」という恐怖にも襲われ、手を見るのが怖くなりました。この恐怖から抜け出るためにはどうしたらよいのか、いつもリハビリテーションを考えるときに思い出されるのが、テレビアニメ『愛少女ポリアンナ物語』（エレナ・ホグマン・ポーター原作）です。主人公の少女がお父さんから亡くなる前に「よかった探し」を教えられていた話です。村の寝たきりで何もできない女性を「喜ばせてあげたい。自分に何ができるか」と考えたときに、その女性がまだ目が見えることから、陽の光を鏡で乱反射させ、部屋の中をキラキラに光らせ、喜ばせてあげるシーンがありました。このように残る力、持っている力を最大限に活かすことがリハビリテーションだと思います。このキラキラさせるというのがヒントになり、恐怖を乗り越える手段として、私は普段縁のないキラキラ光るマニキュアを爪に塗ることにしました。手先を見ることが怖かったのがマニキュアを塗るために見ざるをえなくしているうちにキラキラ光る指先を見ることが嬉しくなり、いつのまにか「腐る」という恐怖からも解放され、その後は、レイノー症状もチアノーゼのひどい症状も減り、こうして生きてきて、70歳を過ぎました。私の3つある難病も他の病気も、進行も遅く、仕事を続けるにも大きな支障となることもなく小康を保っています。

　まさに、「仕事をすることは、自然のもっともすぐれた医師であり、それが人間の幸福の条件である」です。この言葉は、ヒポクラテスの後を受けて古

代におけるヨーロッパ医学を長く支配していたとされるガレノスの言葉です。ガレノス自身も患者さんとともに木工、造船などの作業をしていたと言われています。この言葉こそが作業療法の真髄でもあると思います。

　もし私が病気にとらわれ毎日を暗く生きていたらどうなっていただろうかと思います。人はいつか必ず死にます。「生きるとは死ぬまでの時間をどう過ごすかだ」と言った人がいました。私もそう思います。それまでは、私のできることを精一杯やっていこう、死ぬまで人の役に立つことを、人が喜ぶことをしていきたいと考えています。それが私の生きる支えになり、さまざまな人に助けてもらっているのだと思います。そのおかげでこうして本を書かせていただけるのだと思います。

　私が作業療法士になりたいと思ったきっかけは、中学3年のときに見たリハビリテーション学院を紹介した新聞記事です。自分にやれるかと心配していましたが、高校1年のときに担任の先生に相談したところ、各種学校の案内書からリハビリテーション学院を探してくれました。そこへ行こうと決めて受験しましたが、当時競争率3.2倍（？）でした。偶然だったのか合格し、英語の授業もあり、大丈夫かと懸念されましたが、何とか卒業できました。日本のトップを行くと言われた先生たちの講義も新鮮で目を見張るものがありました。精神科に進もうと決めたのは当時付き合っていた夫、（故）関昌家の影響です。夫の義理の兄である（故）山角司が経営する花園病院に就職し、挨拶に行ったときに言われた言葉は「3年間は1人前には見做さない」でした。この言葉が忘れられず、「一人前として認めてもらおう、とにかく3年間頑張ろう」と思いました。当時は、「リハビリテーション？」「作業療法士って何？」と聞かれ、まったく知られていない新しい職種でした。日本で最初に救急法を広めた日赤の松下先生より、講義のときに「君たちは、パイオニアとしての苦労がたくさんあるよ」と言われていたので覚悟はしていました。いろいろ問題はありましたが、210床のうち130人近くの患者さんを夫と2人で見るためにはどうしたらよいかと、また赤字にさせないためにはどうしたらよいかと組織的な運営を図ったのが夫です。就職当時は、保険点数の対象でもなく、作業療法士を雇うことは病院経営的には赤字でした。在籍する部署もなく病棟に配属され、病棟の当直もすることになりましたが、たくさんの患者さんと自由に接することができたのがとても良い経験になりました。院長であった義兄の山角司と上司の秋山嘉門医師のおかげで、いろいろ制約はありましたが、13年間、自由に働くことができました。ただし、子育てに仕事、実習生のスーパーバイザーなどとても忙しい日々を過ごして

いました。周りの人たちからは「よく病気にならないね」と言われていましたが、仕事を辞め、金沢に越して来たときには、前述した進行性強皮症に罹りました。知らない人ばかりでの孤独や不安、引っ越しやそれまでの積み重なった疲労と不眠がまさに病気の引き金となる条件が揃っていました。正体不明の声の幻聴が聞こえる条件と同じです。この不安、孤立、不眠、疲労は病気になる条件にもなると自身の体験からも考えています。

　仕事を辞める2年ほど前の私は、仕事を続ける自信を無くし、自分は作業療法士には向いていないのではないかと悩み、辞めた方が良いのではと悩んでいました。しかし仕事を辞めてからの私は、改めて作業療法士の仕事が好きで一生やり続けたいと思うようになりました。覚悟が決まってからは悩むこともなくなりました。

　仕事で行くところの多くは、作業療法を試しにやってみたいというところでした。それまで働いていた花園病院が単科の精神病院でしたので、私にとっては全てが新しい経験ですべてが学びの場となりました。花園病院に勤めたときは、材料費などの予算が付くまでは、ありあわせの材料を持ち出して作業していました。金沢市にある松原病院では、週1回行うことで、年間5万円の予算が付きました。5万円でできることは何かと考えた頃に、夫は織物を始めていました。そこで始めたのが北欧織です。キャンバスの木枠に釘を打つだけで織物ができ、しかも手順、工程は簡単なところから始められます。これが作業の段階付けのきっかけになりました。木工の段階付けは加賀八幡温泉病院で始め、松原病院でも継続しました。革細工の段階付けは松原病院、こころの健康センター、富山大学附属病院、健康福祉保健センターとどこも同じ方法でやってみました。これは同じやり方がどこでも通用するかを試してみた結果、ほぼ同じ成果が上がると思えたからです。

　富山大学附属病院では、週1回の作業療法の後に医局会で、患者さんの経過報告を行っていました。当時の倉知正佳先生が私の報告を受けて家族会で講演したところ、家族の人たちから「とても分かりやすい」という声が聞かれたそうです。そこで「患者さんのことが教科書とは違って具体的で分かりやすいので、学会で3回に分けて発表しましょう」ということになり、北陸精神神経学会で3回に分けて発表しました。次に、「これは面白い論文になるから『精神科治療学』に投稿しましょう」ということになり、倉知先生の力を借りて論文投稿となりました。まったく論文を書くことなど思ってもみなかった私が「作業療法から見た精神分裂病患者の認知障害」の投稿となりました。臺弘先生からも小冊子の所望と「よい論文です。今後の活躍を期待し

ています」というお手紙を頂き、とても光栄でした。これがきっかけで、日本精神病院協会誌に「長期入院患者のリハビリテーション」という論文を松原病院の理事長であった松原三郎先生との共著で掲載されることになりました。このときに発表した内容の一部が「作業療法評価表」です。この「作業療法評価表」を松原三郎先生が家族会の講演で話をされたところ、やはり家族の方から「分かりやすい」と言われたそうです。この講演を聞いた患者さんの妻が「夫に作業療法を受けさせたい」と私を訪ねて来ました。

　奥さんは「夫は、治りますか」「もし治らないのなら、子どもたちに悪い影響を与えるので離婚しようと思います」と言われました。私は「3年待ってください」とお願いしました。奥さんと面談するたびに「夫は今この評価表のどの段階にいますか」と聞かれ、その都度説明をしました。奥さんは、家庭での夫の様子と照らし合わせて納得し、回復に至るまでに4年半近く掛かりましたが、離婚することもなく、患者さんは仕事にも復帰、父親としての役割も果たせるようになっていました。その間に奥さんも不安定となり松原三郎先生の治療を受けていました。

　このように臨床一筋で行こうと思っていた私が考えて実践してきたことが論文となり、周囲の人たちから賛同を得ることにより、本を書いてみたいと思うようになりました。

　夫の死をきっかけに、夫が本の出版などで懇意にしていた協同医書出版社の当時編集長であった中村三夫さんが自宅に焼香に来られたときに「本を書いてみたい」とお話ししました。私が教科書として使っていたWillard & Spackmanの『作業療法』の翻訳出版元が協同医書出版社であることも、この本を書くことになって改めて知りました。中村三夫さんが作業療法に対して深い思い入れがあることも納得できました。「本を書きたい」と思ってから、早くも10年以上が立ちます。その間に、中村三夫さんは社長になり、あと1年で退職というところまで来てしまいました。

　私がこの本を書きたいと思った目的は、自分がこれまでやってきたことを作業療法の基本として若い作業療法士の人たちにも実践してもらいたいということです。もしそうしていただけたら、おそらく私が発見したことと同じように作業療法の効果が見え、面白さを感じてもらえるのではないかと思いました。でも、それはあくまでも私の主観的な思いです。実際、この本を読んでそんなことを感じてもらえるかどうかを知りたいと思ったときに、たまたまご縁があった主人の教え子、宮﨑哲也さん、深澤風子さん、永瀬純子さんの3人に試し読みをしてもらえる機会を得ました。そのおかげで、内容の

不明な点や付け加えたらよいことなど、いろいろアドバイスを頂くことができました。長男にも次男にも読んでもらい、次男にはデータの提供や説明文の加筆もしてもらいました。この10年近くの、街中での事業所（T&Nリサーシャ）で革細工による計測評価をしてきた経験も盛り込むことができました。またパソコン教室講師の豊恵子さんにもパソコンの操作から校正までお世話になりました。こうしていろいろの人の支えがあって書けた本です。

　分かりやすく書いたつもりですが、回りくどいかもしれません。生きづらさを抱えている人やその人たちに関わっている人にも、社会生活能力って何だろうと興味を持って読んでいただけたら嬉しく思います。

関　京子

関　京子（せき・きょうこ）作業療法士

1972年、国立療養所東京病院付属リハビリテーション学院卒業。同年、甲府市の財団法人
花園病院に入職。1983年より金沢市に在住。石川県こころの健康センター、福井医療技
術専門学校（福井医療短期大学）の非常勤講師、福井総合病院精神科、加賀八幡温泉病院、
松原病院、金沢市健康保健福祉センター、通所リハビリテーションてまり、他を非常勤で
務める。1989年から現在に至るまで、富山大学学術部研究医学系神経精神医学講座技能
補佐員として在籍。2011年からT&N活動支援研究所（通称T&Nリサーシャ）を開業、現在
に至る。

精神科 作業療法士の仕事　「社会に生きる手助け」という役割

2022年8月10日　初版第1刷発行
定価はカバーに表示

著　者　　関　京子©

発行者　　中村三夫
ＤＴＰ　　Kyodoisho DTP Station
発行所　　株式会社協同医書出版社
　　　　　〒113-0033　東京都文京区本郷3-21-10
　　　　　電話03-3818-2361　ファックス03-3818-2368
　　　　　郵便振替00160-1-148631
　　　　　http://www.kyodo-isho.co.jp/　E-mail：kyodo-ed@fd5.so-net.ne.jp
　　　　　ISBN978-4-7639-2147-5
印刷·製本　　永和印刷株式会社